PSOAS
Fuerza y flexibilidad

Si este libro le ha interesado y desea que lo mantengamos
informado de nuestras publicaciones, puede escribirnos a
comunicacion@editorialsirio.com,
o bien suscribirse a nuestro boletín de novedades en:
www.editorialsirio.com

La información contenida en este libro se basa en las investigaciones y experiencias personales y profesionales del autor y no debe utilizarse como sustituto de una consulta médica. Cualquier intento de diagnóstico o tratamiento deberá realizarse bajo la dirección de un profesional de la salud.
La editorial no aboga por el uso de ningún protocolo de salud en particular, pero cree que la información contenida en este libro debe estar a disposición del público. La editorial y el autor no se hacen responsables de cualquier reacción adversa o consecuencia producidas como resultado de la puesta en práctica de las sugerencias, fórmulas o procedimientos expuestos en este libro. En caso de que el lector tenga alguna pregunta relacionada con la idoneidad de alguno de los procedimientos o tratamientos mencionados, tanto el autor como la editorial recomiendan encarecidamente consultar con un profesional de la salud.

Título original: Psoas: Strenght and Flexibility
Traducido del inglés por Pedro Ruíz de Luna

© de la edición original
2015 Pamela Ellgen

© de la presente edición
EDITORIAL SIRIO, S.A.

EDITORIAL SIRIO, S.A.	NIRVANA LIBROS S.A. DE C.V.	DISTRIBUCIONES DEL FUTURO
C/ Rosa de los Vientos, 64	Camino a Minas, 501	Paseo Colón 221, piso 6
Pol. Ind. El Viso	Bodega nº 8,	C1063ACC
29006-Málaga	Col. Lomas de Becerra	Buenos Aires
España	Del.: Alvaro Obregón	(Argentina)
	México D.F., 01280	

www.editorialsirio.com
sirio@editorialsirio.com

I.S.B.N.: 978-84-16579-74-7
Depósito Legal: MA-1151-2016

Impreso en Imagraf Impresores, S. A.
c/ Nabucco, 14 D - Pol. Alameda
29006 - Málaga

Impreso en España

Puedes seguirnos en Facebook, Twitter, YouTube e Instagram.

Cualquier forma de reproducción, distribución, comunicación pública o transformación de esta obra solo puede ser realizada con la autorización de sus titulares, salvo excepción prevista por la ley. Diríjase a CEDRO (Centro Español de Derechos Reprográficos, www.cedro.org) si necesita fotocopiar o escanear algún fragmento de esta obra.

Pamela Ellgen

PSOAS
Fuerza y flexibilidad

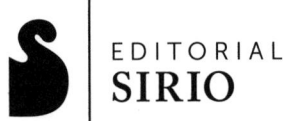

Editorial SIRIO

A mis hijos, Brad y Cole

1.ª PARTE: PANORAMA GENERAL

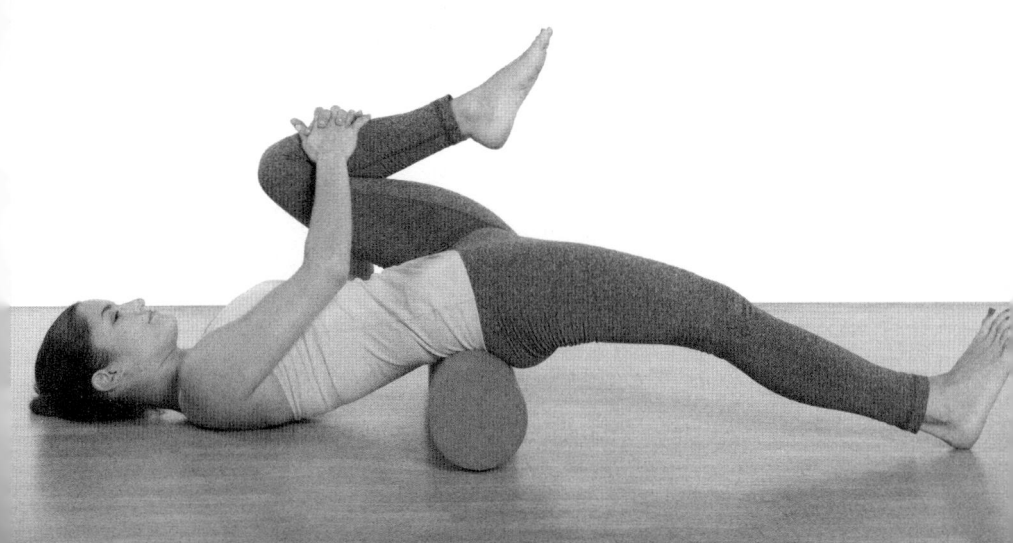

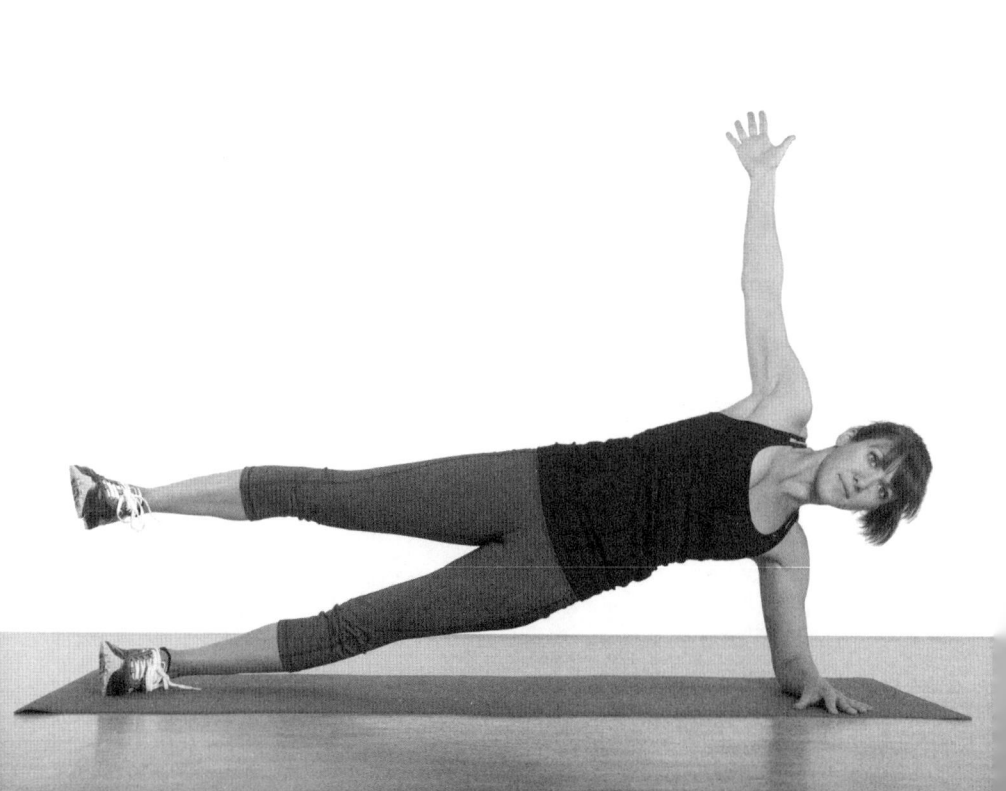

Introducción

Si entras en cualquier gimnasio de los Estados Unidos, encontrarás filas interminables de equipos para entrenar brazos, espalda, abdomen y piernas; pero ¿dónde está la máquina o el aparato para fortalecer tu músculo psoas? Los músculos que pueden exhibirse reciben toda la atención, mientras que el psoas pasa desapercibido.

Las revistas dedicadas al mantenimiento físico lo desdeñan igualmente. Es muy divertido imaginarse los títulos de los artículos que podrían dedicarse a él: «10 trucos para poner en forma tu psoas» o «¡Consigue un psoas listo para la playa este verano!».

Sin embargo, la carencia de publicidad aceca del psoas (también llamado *psoas-ilíaco* y *psoas mayor*) no indica la importancia que tiene en tu salud y en tu estado físico. De hecho, los efectos de un psoas tenso, o débil, pueden llegar a ser muy importantes: mala postura corporal, estómago protuberante, dolores en las rodillas y las caderas o movilidad reducida.

En este libro intento ayudarte a desarrollar un músculo psoas sano. Para ello, primero te ayudaré a evaluar la salud de tu psoas y a estimar si este está acortado y tenso, o alargado y débil. Sin embargo, esos estados no se contradicen mutuamente. Todo puede verse afectado por diferentes factores del estilo de vida, como el peso corporal, la proporción de grasa del cuerpo, el nivel de actividad sin ejercicio, el mantenimiento físico, la nutrición, el descanso y la hidratación.

En la primera parte hablo de las formas en que podrían contribuir todos esos factores a la salud o al mal funcionamiento del psoas, así como de los tratamientos médicos complementarios para mejorar este músculo. Proporciono también recomendaciones sobre la nutrición y el estilo de vida para conseguir músculos flexores de la cadera sanos.

La segunda parte se enfoca en ejercicios de flexibilidad, incluyendo yoga y pilates, que mejoren la amplitud de movimiento de tus músculos flexores de la cadera, de los abdominales y de la parte inferior de la espalda. Presento también técnicas de alivio de tensión por medio del automasaje de liberación miofascial, cuyo objetivo son las adherencias de la fascia (aponeurosis o tejido conjuntivo).

La tercera parte está dedicada a ejercicios de resistencia para fortalecer los cuádriceps, los glúteos, los tendones de la corva, los músculos abdominales y las vértebras lumbares. Todo ello ayuda al funcionamiento saludable de tu psoas de manera que este trabaje en conjunto con los músculos vecinos.

En la cuarta parte muestro programas orientados a preocupaciones concretas, así como tablas de ejercicios para los sedentarios o los que busquen alivio de dolores e inflamaciones.

¿Qué es el músculo psoas?

El psoas mayor es un músculo que rodea la pelvis desde la parte baja de la espalda hacia delante, hasta la parte inferior de la pelvis en la cara interna de los muslos de las dos piernas. Más concretamente, se origina en la parte antero-lateral de la vértebra lumbar L5, se une al músculo ilíaco en la pelvis y se inserta en el trocánter (protuberancia) inferior del fémur. Imagínate la parte inferior de un bikini de los años ochenta, con su alto corte para el muslo, y tendrás una idea general de dónde se sitúa el músculo psoas, aunque no se une al pubis sino al fémur. Los dos músculos juntos, el psoas mayor y el ilíaco, son conocidos como iliopsoas.

El psoas mayor es largo y ancho en el centro y de forma cónica en cada extremo. Es lo que se conoce como músculo fusiforme (en forma de huso). Se compone de fibras musculares lentas y rápidas, lo que significa que es capaz tanto de aguantar actividades de resistencia de bajo nivel de intensidad como de producir ráfagas de movimiento de corta duración. En aproximadamente el 50% de los seres humanos, el psoas mayor se une también a un músculo muy fino llamado psoas menor.

El psoas es parte de un grupo muscular mayor llamado *flexores de la cadera*, que comprende el *recto femoral* y el *sartorio*, situados en la parte frontal del muslo; el *tensor de la fascia lata*, que es parte de la cadera y de los músculos de la parte alta del muslo; y el *pectíneo*, el *aductor largo*, el *aductor corto* y el *aductor delgado*, todos ellos parte del muslo medio.

FUNCIÓN DEL PSOAS

Aunque el músculo psoas no se pueda ver, está literalmente en el centro de la mayoría de los movimientos diarios, desde andar e inclinarse hasta torcerse y estirarse. El psoas es responsable, en conjunción con los demás músculos flexores de la cadera, de acercar al torso la parte superior del muslo, o de acercar el torso al muslo, dependiendo de si se están quietas las piernas o la columna vertebral. El psoas interviene también en la rotación del tronco y en el giro exterior de la cadera.

Estos son algunos de los movimientos y ejercicios diarios en los que interviene el psoas:

- Caminar.
- Subir escaleras.
- Correr.
- Montar en bicicleta.
- Sentadillas y encogimientos (*crunches*).

Ningún músculo relacionado con el esqueleto funciona de manera independiente; todos lo hacen en combinación, para mantener la postura y para estabilizar las articulaciones. Los músculos que provocan movimientos al encogerse se llaman agonistas. Se considera que un músculo es antagonista cuando se resiste a un movimiento concreto. Un músculo sinérgico es el que ayuda a un músculo agonista o antagonista a llevar a cabo el movimiento o la estabilización, o también a controlar el movimiento, manteniendo una articulación concreta en su sitio de manera que pueda llevarse a cabo una acción sin provocar lesiones.

Los músculos sinérgicos para el psoas son el pectíneo, el tensor de la fascia lata, el aductor corto y el sartorio. Músculos sinérgicos adicionales son el aductor largo y la parte anterior del aductor mayor, el aductor delgado, el glúteo mínimo y el lumbar cuadrado. Los antagonistas son el glúteo máximo y la parte posterior del aductor mayor.

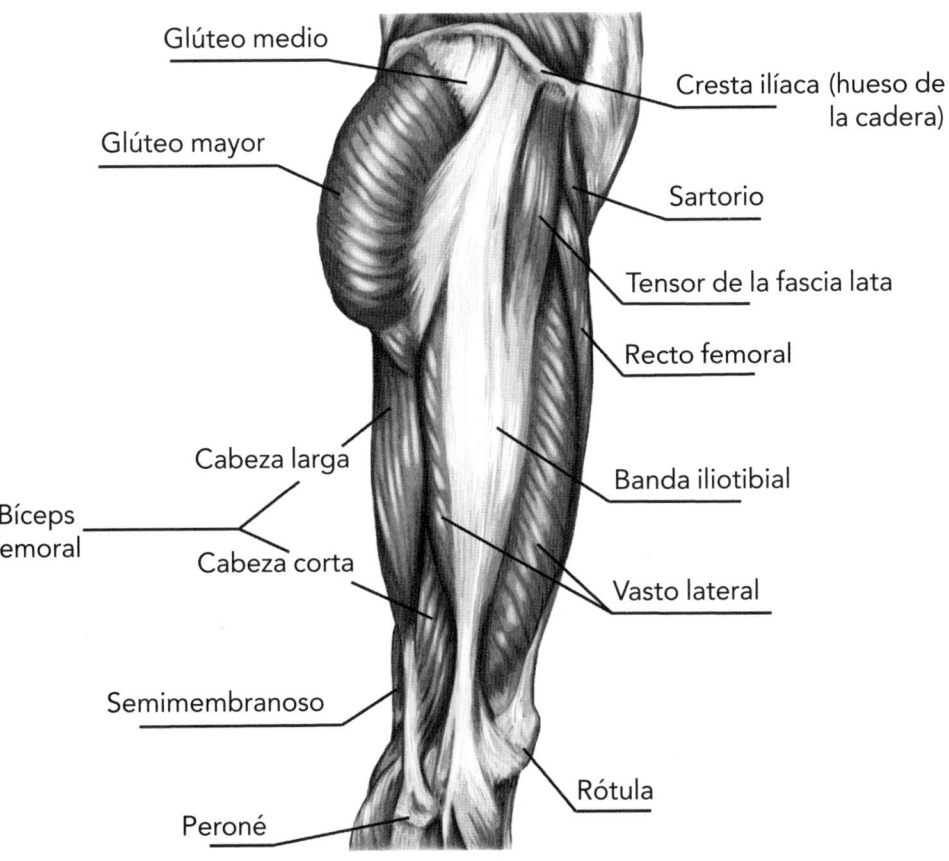

En grados diversos, todos estos músculos están involucrados en el funcionamiento sano del iliopsoas en todos los aspectos del movimiento. Así pues, todos deben ser fuertes, flexibles y estar equilibrados (que no predomine ninguno de ellos) para que el músculo psoas funcione de manera óptima. Si uno de ellos está fuera de armonía o es débil, afectará necesariamente al funcionamiento de otra parte de la cadena cinética.

Cadena cinética: combinación de varias articulaciones sucesivas que constituyen un motor complejo en el que la combinación del movimiento de cada articulación afecta al movimiento de otra dentro del enlace cinético.

¿DE VERDAD ES TAN IMPORTANTE EL PSOAS?

Aunque el psoas está activo en la mayoría de tus movimientos diarios y de tu comportamiento sedentario, es posible exagerar su importancia. De hecho, algunos escritores lo han hecho. Liz Koch, autoproclamada devota del psoas y autora de *El libro del psoas*, dice: «El psoas es el único músculo que conecta la columna vertebral con las piernas, e influye en todo, desde el dolor de la parte inferior de la espalda hasta la ansiedad, y desde el placer más puro hasta orgasmos de todo el cuerpo». Luego añade: «Un psoas tenso puede interrumpir la digestión, perturbar el funcionamiento del sistema reproductivo y crear una multitud de enfermedades. Si está relajado y vital, fomenta la sensación de placer y de comodidad».

Aunque el enfoque de Koch puede ser que venda libros, simplifica en exceso los innumerables factores que afectan a la fisiología humana y pasa por alto la función del psoas en el contexto de la cadena cinética.

Este libro no trata de eso. Sin embargo, aunque el psoas no sea la clave para desvelar los misterios de la satisfacción sexual ni de la salud mental, un psoas tenso o débil tiene una repercusión importante en el movimiento funcional y puede contribuir al dolor, a problemas posturales y a desequilibrios musculares. Cuando está flexible y fuerte, facilita el funcionamiento saludable del movimiento diario, el esparcimiento y el ejercicio. Con todos los ejercicios de fuerza y flexibilidad contenidos en este libro se intenta ejercitar el psoas en el contexto de la cadena cinética, de cara a un enfoque holístico de la salud de tus músculos flexores de la cadera, de los abdominales y de las vértebras lumbares.

¿Está sano tu psoas?

Existen varios factores de tu estilo de vida que repercuten en la movilidad de tus caderas y en la salud de tu psoas. Estar sentado durante largos períodos de tiempo —una realidad para muchas personas en ambientes de oficina— podría contribuir a tensar el músculo psoas. Ciertos deportes pueden contribuir también a la irritación y la inflamación del psoas, lo que lleva a un estado conocido como «síndrome del iliopsoas», que afecta al tendón que une el músculo con el hueso de la cadera y la bolsa iliopsoas, una cavidad llena de líquido que sirve de cojín entre el tendón y la articulación de la cadera.

Los que se dedican a correr, los bailarines y los gimnastas tienen un riesgo especial, debido a las intensas flexiones de cadera que realizan. Además de esto, el ciclismo y las sentadillas constantes pueden contribuir a lesiones en el psoas por exceso de uso.

Para desarrollar un músculo psoas sano se necesita mucho más que simplemente estirarlo o fortalecerlo. Piensa en los músculos del esqueleto como si fuesen cuerdas de guitarra. Antes de empezar a tocar uno se asegura de que el instrumento esté afinado y luego se ajusta como corresponda. Si solamente se tensasen todas las cuerdas no estarían más afinadas: algunas lo estarían más, pero otras lo estarían menos. Y lo mismo sucede cuando se aflojan todas las cuerdas. Lo primero que hay que hacer es precisar si cada una de ellas está desafinada, por encima o por debajo de la nota justa, y luego afinarlas. Lo mismo puede decirse de los músculos. Puede ser que estén tensos y necesiten estirarse, que estén débiles y necesiten fortalecerse o bien una combinación de ambas cosas.

Así que, ¿cómo puedes saber lo que necesita tu psoas? Existen unas cuantas maneras de examinar la salud de este músculo.

CALCULAR LA FLEXIBILIDAD DEL PSOAS: TEST DE THOMAS MODIFICADO

El test de Thomas consiste en estar tumbado de espaldas sobre una camilla de reconocimiento, o en una esterilla en el suelo, y mover una rodilla hacia el pecho hasta que la parte baja de la espalda quede plana y la rodilla roce el abdomen. La otra pierna permanece estirada. Si al levantar la rodilla la pierna que está estirada se eleva justo por debajo de la cadera, es probable que tengas tenso el músculo psoas; si la pierna estirada se dobla por la rodilla, es probable que tengas tenso el músculo recto femoral, que forma parte del cuádriceps.

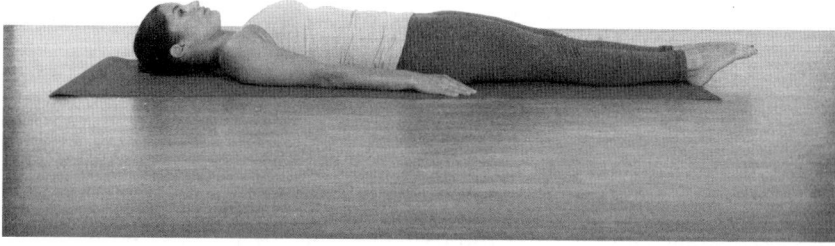

Posición inicial: échate en el suelo con la columna vertebral recta y las piernas estiradas, separadas ligeramente según la amplitud de tus caderas. Relaja la espalda, sin arquearla ni presionar con la parte baja sobre el suelo. Déjala que se curve de manera natural.

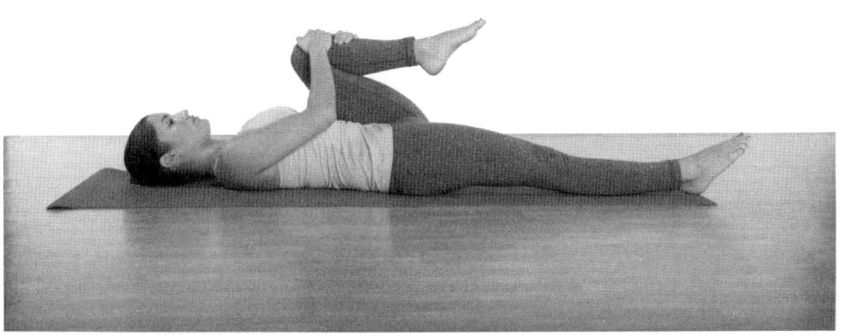

1 Utilizando las manos como guía y apoyo, acerca lentamente una rodilla hacia el pecho hasta que sientas que se aplana la parte baja de la espalda.

Observa atentamente la pierna que has dejado estirada. El movimiento provocará que la pelvis se incline ligeramente, pero si el músculo psoas está estirado de forma óptima no hará que se eleve la parte superior del muslo, ni obligará a doblarse a la rodilla. Si ocurre cualquiera de estas dos cosas, la flexibilidad debe formar parte de tu programa de ejercicios para el psoas.

CALCULAR LA FORTALEZA DE TU PSOAS: TEST DE PIE JUNTO A PARED

El músculo psoas es responsable en parte de flexionar las caderas. Y un psoas tenso no es lo mismo que un psoas fuerte. Examinar la fortaleza del psoas implica flexionar la cadera durante un largo período de tiempo para ver si el músculo se fatiga rápidamente. Asegúrate de que llevas ropa cómoda y suelta, ya que los pantalones ajustados podrían alterar los resultados y mostrarían una debilidad o inflexibilidad que es posible que no existan.

PSOAS Fuerza y flexibilidad

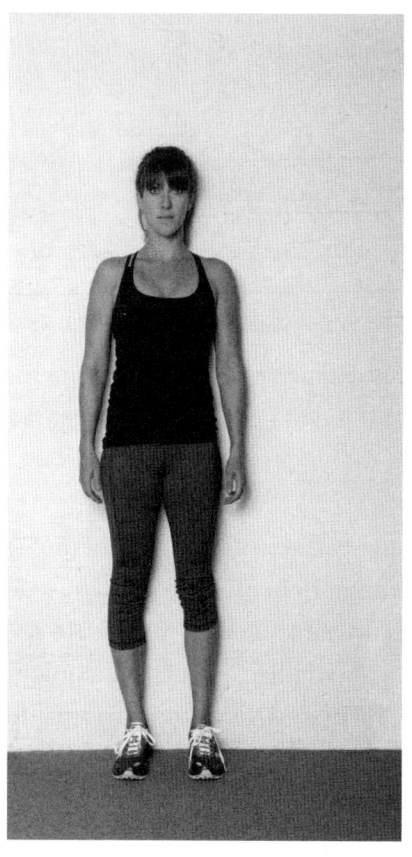 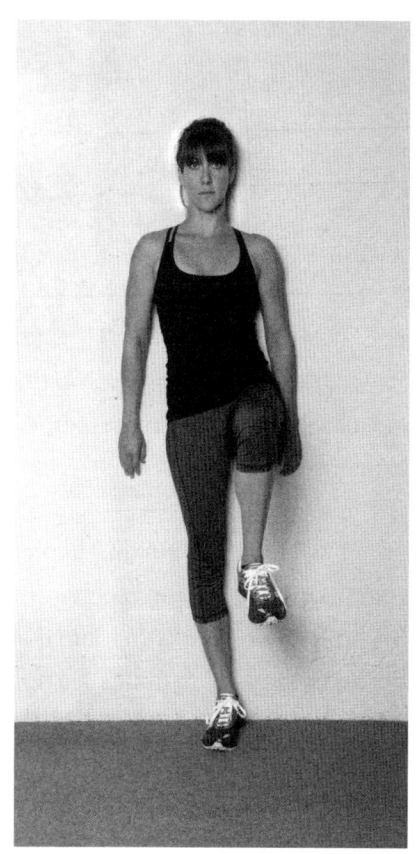

Posición inicial: de pie, con la espalda contra una pared y los pies separados a la anchura de tus caderas.

1 Eleva lentamente una rodilla hacia el pecho hasta que el muslo esté paralelo al suelo. Mantén esa posición durante treinta segundos. Si puedes hacerlo con facilidad, es muy probable que el psoas y los demás músculos sinérgicos sean fuertes.

SÍNDROME DEL PSOAS

El síndrome del psoas, que se caracteriza por dolores en la parte inferior de la espalda, y dificultad para mantener una postura adecuada y un dolor que se irradia hacia abajo en una pierna, es un diagnóstico que escapa con facilidad, según un artículo publicado en la revista de la Asociación Norteamericana de Osteopatía. Parte de la dificultad a la hora de diagnosticar el síndrome del psoas radica en el hecho de que hay muchas otras enfermedades, algunas de ellas muy graves, que podrían ser responsables también de esos síntomas. Si sospechas que tienes el síndrome del psoas, no intentes tratarlo por ti mismo; en lugar de eso, busca la evaluación médica y los tratamientos adecuados. Parte de ese tratamiento puede suponer realizar ejercicios de estiramiento y fortalecimiento en casa, pero deben estar supervisados por tu médico. Si se deja sin tratar, además de los síntomas presentes, el síndrome del psoas puede limitar el funcionamiento del diafragma o incluso provocar una incapacidad peor que las demás enfermedades crónicas de la espalda.

Mantener sano el psoas

Muchos factores repercuten en la salud de tu músculo psoas, pero tus movimientos diarios, o la carencia de ellos, son los más manifiestos. El tipo de movimientos que realizas durante el día tiene un efecto importante en el músculo, más que los ejercicios que hagas.

ERGONOMÍA

Nuestra vida moderna no conduce demasiado a tener a un músculo psoas sano. La mayor parte de nuestra vida está construida alrededor de una posición: sentado. Conducimos sentados nuestro automóvil para ir al trabajo, nos sentamos mientras trabajamos, conducimos sentados de vuelta a casa, nos sentamos para comer, y luego alzamos los pies, sentados en nuestra butaca favorita, para ver un poco la televisión. Todo este tiempo de sedentarismo deja nuestro psoas en una postura acortada durante horas interminables.

El psoas no es la única víctima de esos largos períodos que pasamos sentados. El hábito tiene efectos que llegan mucho más lejos y que aumentan considerablemente los riesgos del sobrepeso y la obesidad, de la diabetes tipo 2, de las enfermedades cardiovasculares, del cáncer y de una muerte temprana.

Si trabajas en un ambiente de oficina, existen varios pasos que puedes dar para cambiar la ergonomía de tu lugar de trabajo y mejorar así la salud de tu psoas. Como un extra podrías ver también que los cambios mejoran tu capacidad de trabajo y tu productividad, además de ayudarte a mantenerte en un peso corporal saludable. Estos son los pasos que te recomiendo:

- Imagínate un escritorio elevado. Eso te permitirá estar de pie parte del día mientras mantienes la productividad. Debes hacerte con una silla de asiento alto y tenerla disponible para sentarte cuando lo necesites, ya que estar de pie todo el día puede llevarte a que te duelan la parte baja de la espalda, las rodillas y los pies.
- Sáltate eso de mandar correos electrónicos a tus compañeros de trabajo y levántate para ir a hablar directamente con ellos. Un estudio publicado en la revista *Science* averiguó que quienes se pasaban el día moviéndose, estando de pie o caminando quemaban 350 calorías más a lo largo del día que aquellos que permanecían sedentarios. A ambos grupos se les dieron 1.000 calorías más y se les dijo que no se dedicasen a hacer ejercicio. Solamente consiguió no ganar peso el grupo de los inquietos. Este y otros estudios han confirmado que el movimiento a lo largo del día es más valioso que episodios individuales de ejercicios en un estilo de vida sedentario.
- Nunca cambies tu silla de oficina por una pelota de ejercicios. A pesar de lo que cuenten los anuncios de mantenimiento físico (*fitness*) y los bienintencionados que acuden a los gimnasios, sentarse en una pelota de ejercicios para trabajar en la oficina no solo no quema más calorías, sino que en realidad podría disminuir la longitud del psoas y hacer que necesites de una contracción continua para mantener la postura.
- Realiza varios estiramientos de tu psoas a lo largo del día si te es inevitable estar sentado todo el rato. Algunas muy buenas opciones son las arremetidas (página 50), los estiramientos del

cuádriceps (página 60), así como la postura del árbol (página 80) y la sentadilla en V sobre silla (página 130).

Estos ejercicios no requieren equipación especial ni mucho espacio para realizarlos, ni tampoco es necesario que te eches en el suelo, lo que no sería deseable en un entorno de oficina.

Si tienes un trabajo de oficina o cualquier otra ocupación sedentaria, asegúrate de controlar el estado de tu psoas utilizando los exámenes de flexibilidad y fortaleza descritos en la página 18.

EJERCICIO

Simplemente con estar activo se mejorará la salud de tu músculo psoas debido a un aumento de la circulación sanguínea, a una mejor entrega de oxígeno y a una movilidad mayor de las articulaciones y de los músculos. Además de los ejercicios preceptivos indicados en este libro, aumenta el movimiento en tu vida diaria, sobre todo si tienes una ocupación sedentaria. Ten el objetivo de hacer ejercicios cardiovasculares de intensidad moderada de treinta a sesenta minutos al día, la mayoría de los días de la semana, si no todos, junto con entre veinte y treinta minutos más de ejercicios de fortalecimiento tres días a la semana.

El ejercicio no tiene por qué suponer interminables sesiones de rutina. Existen también muchísimas otras formas de aumentar el nivel de tu actividad física. Toma en consideración añadir una o dos de estas actividades recreativas a tu rutina actual:

Aeróbic acuático	Escalada	Piragüismo
Arrojar el plato *frisbee*	Esgrima	Remo
Artes marciales	Esquiar con esquíes o tabla	Remo en pie sobre tabla
Bailar		
Baloncesto	Fútbol	Senderismo
Balonmano	Golf	Surf
Balonvolea	Montar a caballo	Tenis
Bolos	Montar en bicicleta	Tiro con arco
Cróquet	Natación	Zumba

Tanto si es por divertirte, como para llevar a cabo un ejercicio de mantenimiento físico, elige actividades variadas. No solo ayuda esto a mantener a raya el aburrimiento, sino que también se desarrolla una gran variedad de movimientos y se previenen los desequilibrios del deporte en músculos específicos y las lesiones por exceso de uso. En definitiva, sea cual sea el ejercicio que te haga disfrutar y el que sea más probable que realices, ese será el mejor ejercicio que puedas utilizar para llevar a cabo la actividad aeróbica.

ENTRENAMIENTO DE LA FUERZA

Según el Comité Norteamericano para el Ejercicio, una rutina regular de entrenamiento de la fuerza tiene muchos efectos positivos:

- Se aumenta la fortaleza de los huesos, los músculos y el tejido conjuntivo.
- Se disminuye el riesgo de lesiones.
- Se incrementa la masa muscular y la tasa metabólica basal.
- Se eleva la calidad de vida.

El entrenamiento de la fortaleza debería incluir también ejercicios para todos los grupos musculares mayores, que tendrían que efectuarse en la forma adecuada para reducir el riesgo de desequilibrios musculares y de lesiones. Los movimientos en los que intervienen múltiples articulaciones, como las sentadillas y las flexiones de brazos, abarcan más de un grupo muscular y hacen que se desarrolle fuerza adicional. Un entrenador personal puede ayudarte a crear un programa que estimule todo tu cuerpo y aborde tu historial médico y físico concreto.

SUEÑO

La importancia que tiene la rutina del sueño no se puede exagerar. Dormir como un tronco al menos ocho horas por noche puede parecer un lujo, pero es fundamental para tu salud. La cantidad adecuada de sueño mejora la regulación hormonal y el mantenimiento del peso, mientras que un sueño insuficiente está conectado con una sensación de hambre y una reducción de los mecanismos de la saciedad, así como una disminución de la motivación y la capacidad para realizar ejercicios. Esto es una realidad muy lamentable, porque el ejercicio mejora la calidad del sueño. El sueño perdido provoca que se realice menos ejercicio, lo que a su vez produce menos sueño.

Un sueño inadecuado puede ser también el responsable de experimentar dolores crónicos y de disminuir la tolerancia al dolor, factores que podrían contribuir en mayor medida a la pérdida de sueño. Se trata de un círculo vicioso y desarrollar rutinas de descanso saludables repercutirá en muchos resultados positivos. Te detallo aquí varios pasos fáciles que puedes dar con vistas a desarrollar hábitos de sueño saludables.

ASEGÚRATE DE QUE TU DORMITORIO SEA ADECUADO PARA DORMIR

Para un sueño óptimo, la temperatura de tu habitación debe ser fresca, entre los 18 y los 22 grados. La habitación ha de estar a oscuras, pero no completamente —las cortinas funcionan bien para esto—; además, tienes que eliminar todos los aparatos electrónicos que emitan luz, como los despertadores, los teléfonos e incluso sus cargadores. Hacer circular el aire con un ventilador puede mejorar la respiración y proporcionar «ruido blanco» para bloquear las distracciones que afecten a la calidad del sueño.

EVITA PASAR TIEMPO ANTE UNA PANTALLA POR LA NOCHE ANTES DE IRTE A LA CAMA

La luz azulada que emiten los televisores, las pantallas de los ordenadores, las tabletas y los teléfonos móviles disminuye la secreción de melatonina, que te ayuda a sentir sueño. Apaga todos tus aparatos eletrónicos y toda la iluminación LED —sustitúyela por luces tenues y cálidas–. Incluso encender velas en lugar de una lámpara LED puede mejorar la calidad del sueño. Simplemente, asegúrate de apagarlas antes de meterte en la cama.

CREA UN HORARIO PARA DORMIR

Dormirse y despertarse a la misma hora todos los días –sí, incluso los fines de semana– ayudará a que tengas un sueño mejor y más profundo. Cuando estés bien descansado, ni siquiera echarás de menos quedarte dormido más rato en tus días libres.

NO TE PASES CON EL ALCOHOL

Si acostumbras a tomarte unos tragos para que te ayuden a dormirte por la noche, eso puede resultar contraproducente. Sin embargo, una bebida sola puede no tener efecto sobre el sueño, o incluso puede mejorar su calidad y su duración, según la investigación publicada en la revista *Electroencephalography and Clinical Neurophysiology*.

ADOPTA UNA POSTURA SALUDABLE PARA DORMIR

Dormir en una posición fetal exagerada puede ser responsable de tensión en el psoas, mientras que hacerlo boca abajo puede causar un excesivo alargamiento del psoas y lordosis lumbar. Duerme echado de lado o sobre la espalda, con la columna en una posición neutra.

HAZ EJERCICIO TODOS LOS DÍAS

Incluso si no tienes ganas, un rato de ejercicio cada día puede mejorar la calidad de tu sueño. Si ya experimentas la privación del sueño y tienes dificultades para dormirte y para seguir dormido, añadir ejercicio a tu rutina diaria puede mejorar la calidad de tu sueño y aumentar tus ganas de realizar más ejercicio los días posteriores.

LA HIDRATACIÓN Y EL PSOAS

La deshidratación tiene muchas consecuencias desfavorables para la salud, pero de su efecto sobre los músculos raramente se habla fuera de las revistas médicas. Se sabe que una ingesta inadecuada de líquidos disminuye la energía, la fuerza y la resistencia muscular. El efecto que tiene sobre la postura es más sutil, pero es igualmente importante. Un estudio publicado en la revista *Neuroscience* evaluó los efectos de la hidratación sobre el control postural y averiguó que la mala hidratación, en especial en presencia de un intenso ejercicio físico, produce una mala regulación de la postura.

La sed puede ser, o no, un indicador fiable de los niveles de hidratación. Así pues, desarrollar hábitos regulares de hidratación garantizará una ingesta adecuada de líquidos. Ten el objetivo de tomar entre dos y tres litros de agua al día, dependiendo de cuál sea tu nivel de actividad y del entorno en el que vivas. Quienes habiten a grandes alturas o en climas áridos, o quienes se dediquen a una actividad física vigorosa, necesitarán tomar mucho más líquido.

CUIDADOS QUIROPRÁCTICOS Y MASAJES

Según la clínica Mayo, el objetivo de los ajustes quiroprácticos es el de corregir la alineación estructural y mejorar el movimiento funcional. Se considera que la terapia de masajes es una forma de medicina complementaria. Las distintas terapias de masajes son el masaje sueco, el del tejido profundo, el deportivo y el de puntos gatillo (*trigger points*); todos ellos varían en objetivos y en intensidad, además de en las técnicas utilizadas por el terapeuta masajista.

Tanto la quiropráctica como la terapia de masajes se buscan frecuentemente como tratamiento del dolor de la parte inferior de la espalda (lumbar), y las investigaciones indican que ambas pueden ser tan eficaces como los tratamientos convencionales. Sin embargo, ninguna de ellas funciona especialmente bien a la hora de manipular el psoas. Este músculo está oculto bajo más tejido muscular, grasa y órganos. Así pues, trabajarlo aisladamente es muy difícil hasta para un fisioterapeuta competente o un quiropráctico.

En el caso de que se pueda encontrar el músculo, otra dificultad importante es que el trabajo con el psoas puede ser muy molesto, según el antiguo terapeuta masajista Paul Ingraham: «Como ocurre con la mayoría de los músculos flexores, el iliopsoas es muy sensible a la presión, y el tipo de dolor es casi siempre muy desagradable. Se necesita tiempo y precaución para hacerlo bien y sin provocar un malestar importante, que a veces puede llegar a ser extremo».

Ingraham aconseja también en contra de buscar tratamiento de profesionales que creen erróneamente que el psoas es la clave del diagnóstico y del tratamiento de todos los dolores y todas las lesiones. «Esto es un ejemplo clásico de "estructuralismo": el excesivo enfoque en los orígenes biomecánicos específicos del dolor», nos advierte.

Para la salud del músculo psoas, una estrategia mejor con respecto a los masajes y los cuidados quiroprácticos es utilizarlos para favorecer la salud de los huesos, las articulaciones y el funcionamiento de todos los músculos de la parte inferior de la espalda, las caderas, las nalgas y los muslos.

Si estás buscando cuidados quiroprácticos, que tu médico de atención primaria o traumatólogo te recomiende alguno. Según una reseña publicada en la revista *Evidence Report Technology Assessment*, en algunos estudios se ha averiguado que la manipulación de la columna vertebral está asociada de manera significativa a la disección de la arteria vertebral, lo que puede provocar síntomas temporales o permanentes similares a los de las apoplejías y los incidentes vasculares vertebrobasilares (de las arterias vertebral y basilar). Sin embargo, normalmente estos solo se dan en la manipulación del cuello y son muy infrecuentes.

FISIOTERAPIA

Un fisioterapeuta cualificado puede proporcionar un tratamiento eficaz para aquellos que sufran el síndrome del psoas o bien dolor, hinchazón, espasmos o un psoas tenso o débil. Es muy importante que quien experimente estos síntomas haga que un profesional médico, como un fisioterapeuta, supervise el tratamiento y la rehabilitación. Un fisioterapeuta te puede prescribir ejercicios específicos de fuerza y flexibilidad, de manipulación externa, con hielo, con descanso, con medicación o con una combinación de todos ellos para abordar tu situación concreta.

TRATAMIENTOS ALTERNATIVOS

Existen varios tratamientos alternativos que pueden colaborar en la salud del psoas. Algunos de ellos son la acupuntura, el chi kung y la integración estructural. Consulta siempre con tu médico de atención primaria antes de optar tratamientos alternativos, sobre todo si experimentas dolores y molestias, y luego busca a un profesional cualificado.

Nutrición y pérdida de peso

Además de tus rutinas diarias de movimiento, tu alimentación y tu peso afectan a la salud de tu psoas. Este capítulo del libro contiene información sobre cómo reducir la inflamación, además de cómo conseguir y mantener un peso saludable para un psoas sano.

INFLAMACIÓN

No solamente está sujeto el psoas a daños por exceso de uso, por mala ergonomía y por otras consideraciones físicas, sino que también es vulnerable a las inflamaciones debidas al estrés, la dieta y los demás factores del estilo de vida.

La inflamación aguda es buena: tu cuerpo acude rápidamente al lugar del dolor o de la lesión para reparar los daños; sin embargo, las inflamaciones crónicas ocurren cuando el cuerpo se halla en un estado de «intervención por crisis» constante, y no resultan tan beneficiosas. A continuación te presento algunos de los alimentos que colaboran en la inflamación crónica:

TRIGO Y AZÚCAR

Los carbohidratos simples son los peores delincuentes, debido a que contribuyen a la inflamación. Desde el pan, los cereales del desayuno y la pasta italiana hasta las bebidas edulcoradas, la pastelería y los postres, todos ellos hacen que se den elevados contenidos de azúcar en sangre y altos niveles de insulina, que desempeñan un papel a la hora de crear un estado de inflamación crónica: el estado de «intervención por crisis» constante de tu cuerpo.

Incluso el pan integral tiene un índice glucémico sorprendentemente elevado y está implicado también en la inflamación. Los productos sin gluten tampoco se libran cuando se sustituye el trigo por otros cereales refinados y azúcar.

ALIMENTOS PROCESADOS

Los alimentos fritos y los excesivamente procesados tienen efectos inflamatorios. Sobre todo las patatas fritas, con un alto índice glucémico además de grasas que se han oxidado debido a su uso repetido a altas temperaturas.

Las carnes procesadas, como los embutidos y las salchichas, son igualmente dañinas.

CARNE SOBRECOCINADA

Los productos finales de la glicación avanzada, o AGE (por sus siglas en inglés), dañan las proteínas del cuerpo y elevan el nivel de citocinas, que son compuestos inflamatorios. Los AGE se forman en cantidades muy elevadas y preocupantes en carnes que hayan sido cocinadas durante mucho tiempo, o a altas temperaturas; piensa, por ejemplo, en un filete a la parrilla muy hecho.

ACEITE DE COCINAR

Otros colaboradores dietéticos de la inflamación son los aceites industriales de semillas y los vegetales —los aceites de maíz, colza, girasol y alazor, entre otros—, que tienen un equilibrio poco saludable entre los ácidos grasos omega-6 y omega-3.

Pero no todo son malas noticias. Existen muchos alimentos deliciosos que verdaderamente calman la inflamación y reparan los daños celulares. Llena tu cesta de la compra con estos productos, no solamente para olvidarte de la inflamación, sino también como ayuda en la pérdida de peso.

VERDURAS

Algunas como el brécol, la col rizada, el ajo, la cebolla, la espinaca, la col china y la col lombarda, entre muchos otros, han demostrado su poder para reducir inflamaciones en ensayos clínicos.

FRUTAS DEL BOSQUE

Muchas variedades de frutas del bosque han mostrado efectos antiinflamatorios en estudios científicos. Elígelas cultivadas ecológicamente o silvestres de estación cuando sea posible. Una buena elección son las moras, las frambuesas, los arándanos, las bayas de Goji y las fresas. Todas ellas tienen un alto contenido en fibra, antioxidantes, vitaminas y minerales.

PESCADO

Elige siempre el salmón y el resto de pescados silvestres de agua fría capturados de una manera sostenible, como las anchoas, las sardinas del Pacífico, el atún rojo, el arenque atlántico, la trucha arcocoíris y la caballa atlántica. Si no te gusta mucho el pescado, opta por suplementos de aceite de pescado de alta calidad. Un estudio, que se publicó en la revista *Pharmaceutical Biology* en 2012, mostró que a los seis meses de consumo de suplementos con aceite de pescado aumentaba el metabolismo de las grasas y mejoraba la inflamación en pacientes de síndrome metabólico.

FRUTOS SECOS Y SEMILLAS

De todas las plantas que hay, los frutos secos (sobre todo las nueces, las nueces pacana, las castañas y los cacahuetes) y las semillas tienen de las más altas concentraciones de antioxidantes. En el año 2006, la *American Journal of Epidemiology* publicó un análisis de datos tomados en más de seis mil adultos norteamericanos. Los investigadores observaron que el consumo de manera frecuente de frutos secos y semillas (por lo menos cinco raciones a la semana) se asociaba con niveles inferiores de los marcadores inflamatorios proteína C reactiva, interleucina-6 y fibrinógeno.

ACEITE DE COCO

Este aceite tropical, derivado de la copra (carne del coco) es rico en antioxidantes y parece que tuviera fuertes efectos antiinflamatorios, según un estudio publicado en la revista *International Immunopharmacology* en 2014. No te preocupes mucho por el contenido en grasas saturadas del aceite de coco. Las investigaciones que salen a la luz, y los análisis renovados de las investigaciones que nos llevaron a temer las grasas saturadas para empezar, indican que podrían no ser tan nocivas para nuestra salud como se creía anteriormente. Y lo que es más, el 50% de la grasa saturada del aceite de coco es ácido láurico, que posee propiedades antivíricas y antibacterianas.

ESPECIAS

La cúrcuma, el jengibre y el pimiento rojo tienen poderosos efectos antiinflamatorios. La cúrcuma y el jengibre redujeron la incidencia y gravedad de la artritis en un ensayo clínico llevado a cabo en 2011 y publicado en la revista *Inflammation*. Afortunadamente, se consigue mucho con una pequeña cantidad, así que procura añadir una cucharadita de cúrcuma o de jengibre al batido de frutas de la mañana o al sofrito de la noche.

COMPOSICIÓN CORPORAL

Desarrollar la fuerza y la flexibilidad del psoas te da otra razón más para conseguir y mantener un peso saludable y una proporción aconsejable de grasas en tu organismo. Cuando en una persona se da el sobrepeso o la obesidad, el exceso de grasa no solamente existe en los muslos y los vientres prominentes, sino también en los músculos y alrededor de ellos. Esto es lo que los científicos denominan tejido adiposo intramuscular, o IMAT (por sus siglas en inglés). Incluso si tu índice de masa corporal está dentro del intervalo saludable (18,5-25), una proporción elevada entre la grasa corporal y el músculo contribuirá a que se produzcan mayores depósitos de IMAT.

Las consecuencias de un excesivo IMAT son la resistencia a la insulina, la pérdida de fuerza y la movilidad reducida.

En un análisis publicado en la *International Journal of Endocrinology* en 2011 se averiguó que el IMAT es un indicador importante de la fuerza y la movilidad de los músculos. El análisis incluía un corte transversal de los muslos de dos sujetos femeninos con el mismo índice de masa corporal y de tamaño muscular. Una de las mujeres presentaba el doble de IMAT, 18,8 centímetros, comparado con los 9,8 centímetros de la otra. La mujer que tenía el mayor IMAT mostraba una merma del 45% en la energía y del 24% en la fuerza de las piernas; esto indica que los depósitos de grasa intramuscular tienen consecuencias graves sobre la función física, incluso con el mismo volumen de músculo.

	PORCENTAJE DE GRASA CORPORAL	
	Mujer	Hombre
Grasas esenciales	10-13%	2-5%
Deportistas	14-20%	6-13%
En forma (*fitness*)	21-24%	14-17%
Promedio	25-31%	18-24%
Obesos	32%+	25%+

Fuente: Comité Norteamericano para el Ejercicio

Afortunadamente, la reducción del peso general normalmente da como resultado una reducción proporcional del IMAT. En un estudio, publicado en 2014 en la revista *Clinical Interventions in Aging*, se averiguó que una reducción del 8% del peso corporal, después de una dieta combinada y con la realización de ejercicio, supuso una disminución del 9% del IMAT alrededor del músculo psoas.

PÉRDIDA DE PESO

La dieta y el ejercicio contribuyen a la pérdida de peso y ambos son necesarios para que esta se mantenga con éxito. Sin embargo, frecuentemente lo que comes juega un papel mayor que tus tablas de ejercicios, sobre todo a corto plazo.

Las estrategias de nutrición más eficaces para la pérdida de peso se enfocan en alimentos integrales e incluyen abundantes productos animales y vegetales cosechados de manera sostenible, el tipo de alimentos con los que los seres humanos han prosperado durante miles de años. Según un artículo publicado en *The American Journal of Clinical Nutrition*, los períodos neolítico e industrial (que comenzaron aproximadamente en el 10.000 antes de Cristo y en a mediados del siglo XVIII respectivamente) introdujeron alimentos y métodos de procesamiento que alteraron varios elementos cruciales presentes en la dieta humana hasta la época: la carga glucémica, la composición de los ácidos grasos, el contenido en macronutrientes (proteínas, grasas y carbohidratos), la densidad de micronutrientes, la proporción sodio-potasio y el contenido en fibra. Estos cambios tuvieron numerosas consecuencias para la salud humana, principalmente el sobrepeso y la obesidad.

Aunque las dietas primitivas variaban muchísimo según la región geográfica, la estación del año y la disponibilidad, todas ellas tenían esto en común: alimentos animales y vegetales silvestres mínimamente procesados. Muchos programas populares de pérdida de peso, como la paleodieta, el esquema primigenio e Integral30, ofrecen interpretaciones de las estrategias ancestrales para los alimentos, la nutrición y el adelgazamiento.

Cada uno de ellos tiene sus propios estilo y estrategias, pero todos excluyen los alimentos que provocan inflamación, con lo que permiten que tu cuerpo elimine el exceso de kilos sin tener que andar contando calorías ni pasar mucha hambre. Sin duda todas esas estrategias son bajas en carbohidratos, algo que la investigación confirma como mucho más eficaz que las dietas bajas en grasas para la pérdida de peso a largo plazo.

QUÉ EVITAR

Un plan ancestral de comidas elimina los cereales y las legumbres, los lácteos, el azúcar refinado y los aceites industriales. Para muchos norteamericanos esto constituye el menú completo: cereales con leche desnatada y zumo de naranja para desayunar; palomitas de maíz como tentempié; un bocadillo de mantequilla de cacahuete con pan integral y una Coca-cola *light* para el almuerzo, y un paquete de comida congelada para la cena con un trozo de chocolate bajo en calorías como postre. Se ha ganado el desgraciado mote de SAD (que también significa «triste»), por la denominación en inglés de la dieta típica norteamericana (*Standard American Diet*), y por los efectos devastadores que ha tenido en nuestras cinturas y en nuestra salud. Limitar calorías dentro del paradigma SAD puede ocasionar que se eliminen algunos kilos, pero normalmente tiene como resultado hambre persistente, ansias constantes de comida, fatiga, irritabilidad y fracaso a la hora de perder una cantidad importante de peso. Si el gran número de dietas que existen en el mercado y nuestro creciente problema de sobrepeso y obesidad son alguna clase de indicación, hacer dieta dentro de este paradigma no funciona, sencillamente.

QUÉ COMER

Las interpretaciones modernas de los patrones ancestrales de alimentación incluyen abundantes verduras y carnes cosechadas y criadas de manera sostenible, pescado, aves domésticas y huevos de granja, junto con algunas frutas frescas, frutos secos, semillas y grasas saludables procedentes de los aceites de coco y de oliva.

Las hierbas aromáticas, las especias, el café, el chocolate negro y el vino también están incluidos en algunas versiones contemporáneas de la dieta ancestral. Cuando comes de esta manera, contar calorías es algo innecesario, porque los mecanismos integrados en el cuerpo se vuelven indicadores fiables del hambre y la saciedad. Los alimentos procesados, los cereales y los lácteos invalidan esas señales. Sin embargo, el aumento de la popularidad de las dietas ancestrales ha dado paso a muchos alimentos (artículos horneados y postres, en especial) que técnicamente están en el marco de los alimentos ancestrales, pero que no llevan a la pérdida de peso.

VERDURAS FRESCAS

Disfruta de entre cinco y diez raciones al día de verduras frescas de temporada. Cómpralas de cultivo ecológico cuando sea posible y prudente –si las verduras de cultivo ecológico se están marchitando en los estantes de la tienda, las convencionales pueden ser una opción mejor–. Elige preferentemente verduras sin almidón. Opta por las siguientes:

Acelga	Col	Pepino
Ajo	Col china	Pimiento
Alcachofa	Coles de Bruselas	Puerro
Apio	Col rizada	Rábano
Berro	Coliflor	Remolacha
Boniato	Espárrago	Rúcula
Brécol	Hierbas aromáticas	Setas
Calabaza	Judía verde	Tomate
Cebolla	Lechuga	Zanahoria

FRUTAS FRESCAS

Disfruta de hasta dos raciones de fruta diariamente cuando intentes perder peso, o hasta cuatro para mantenerlo. Las frutas del bosque son las alternativas más nutritivas con el menor contenido en azúcar. Decántate por las siguientes frutas:

Aguacate	Cereza	Fresa
Albaricoque	Ciruela/ciruela pasa	Frutipán
Arándano	Frambuesa	Granada

Higo	Melocotón	Pera
Kiwi	Melón	Piña
Plátano	Mora	Pomelo
Lima	Mora de Boysen	Sandía
Limón	Naranja	Uva/uva pasa
Manzana	Nectarina	

CARNES Y AVES

Elige carnes de animales criados ecológicamente, alimentados con hierba o al pastoreo cuando sea posible. Normalmente son más magras y contienen más nutrientes que las de animales criados de manera convencional. Compra las siguientes:

Cerdo	Pavo	Vaca
Cordero	Pollo	Vísceras

PESCADO Y MARISCO

Elige mariscos recolectados de manera sostenible en la mayoría de tus compras. El Observatorio de Marisco de Acuario de la Bahía de Monterrey ofrece orientaciones para encontrar las mejores opciones de marisco sostenible. Prueba las siguientes:

Almejas	Fletán	Mejillón
Bacalao	Gambas	Salmón

OTRAS FUENTES DE PROTEÍNAS

Los huevos, los frutos secos y las semillas proporcionan opciones adicionales para los aminoácidos creadores de músculo. Elige huevos de granja cuando sea posible y escoge los frutos secos crudos antes que los que han sido tostados o fritos en ácidos grasos poliinsaturados, que contribuyen a las inflamaciones:

Almendra	Huevo entero	Semilla de sésamo
Avellana	Nuez	

SUPLEMENTOS

La mayoría de los nutrientes que necesita tu cuerpo para estar sano y sentirse enérgico debe provenir de alimentos integrales. Sin embargo, a veces los suplementos pueden ser útiles para corregir deficiencias cuando existen, o si consumes alimentos muy procesados y no ecológicos de granjas industriales convencionales, ya que tienen un valor nutritivo menor que los alimentos ecológicos cultivados de manera sostenible y que los recogidos directamente de la naturaleza.

ÁCIDOS GRASOS OMEGA-3

Consumir suplementos de ácidos grasos omega-3 reduce la inflamación y los síntomas de dolor articular, sobre todo cuando se asocian con la artritis reumatoide y con la osteoporosis.

MAGNESIO Y POTASIO

El magnesio tiene un papel decisivo en la relajación muscular, y su deficiencia puede repercutir en deficiencia de potasio, lo que provoca calambres musculares, espasmos y fuerza disminuida. Los minerales se absorben y se toleran mejor cuando se toman con vitamina D y calcio.

2.ª PARTE: EJERCICIOS DE FLEXIBILIDAD

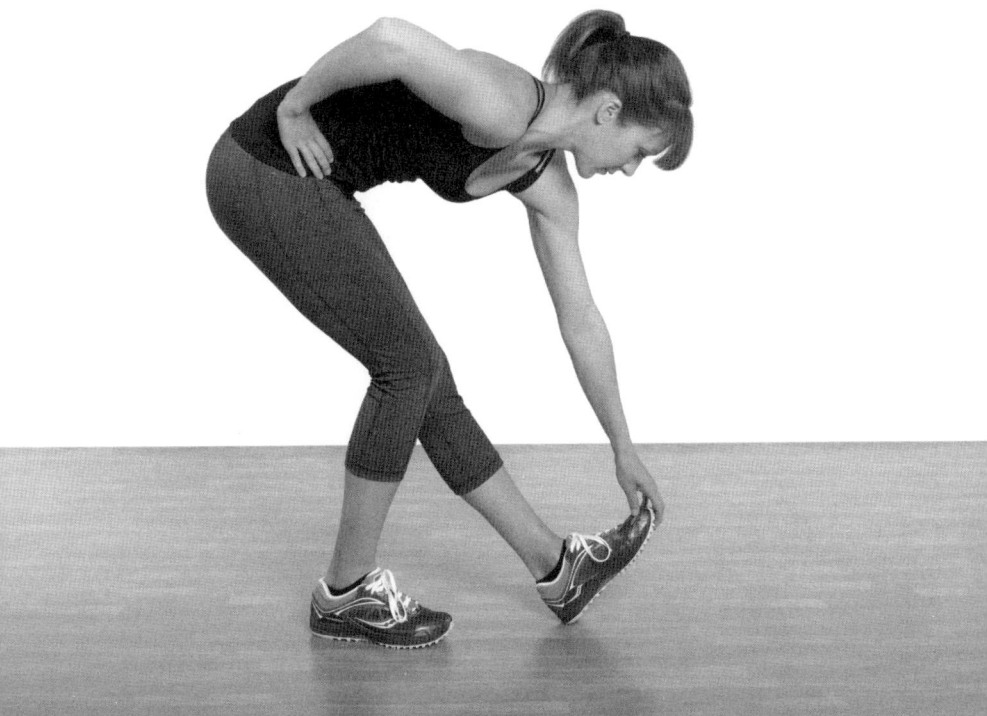

Estiramientos activos

Los estiramientos activos preparan a tu cuerpo para que se mueva libremente en todos los planos del movimiento. Un estiramiento activo es aquel en el que empiezas y terminas el estiramiento manteniéndolo solamente unos pocos segundos cada vez. Uno de los beneficios de los estiramientos activos, también conocidos como estiramientos balísticos, es que aumentan la amplitud del movimiento sin disminuir la fuerza, según un estudio publicado en la *Journal of Strength and Conditioning Research*. Esto es especialmente beneficioso si el objetivo de tu entrenamiento de la flexibilidad se encamina a prepararte para la actividad deportiva.

BALANCEO DE PIERNA

Este sencillo ejercicio calienta los músculos flexores de la cadera y ayuda a aflojarlos para un estiramiento más en profundidad.

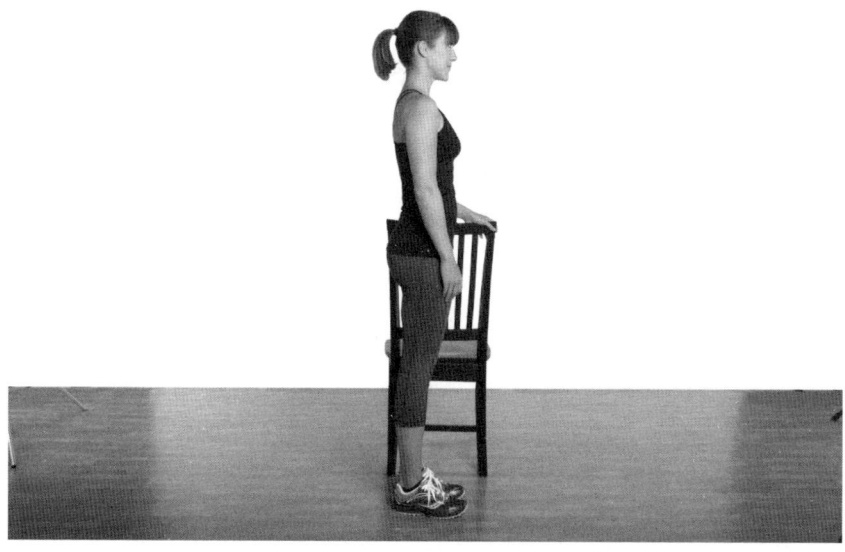

Posición inicial: de pie, junto a una silla o pared, coloca una mano sobre ella.

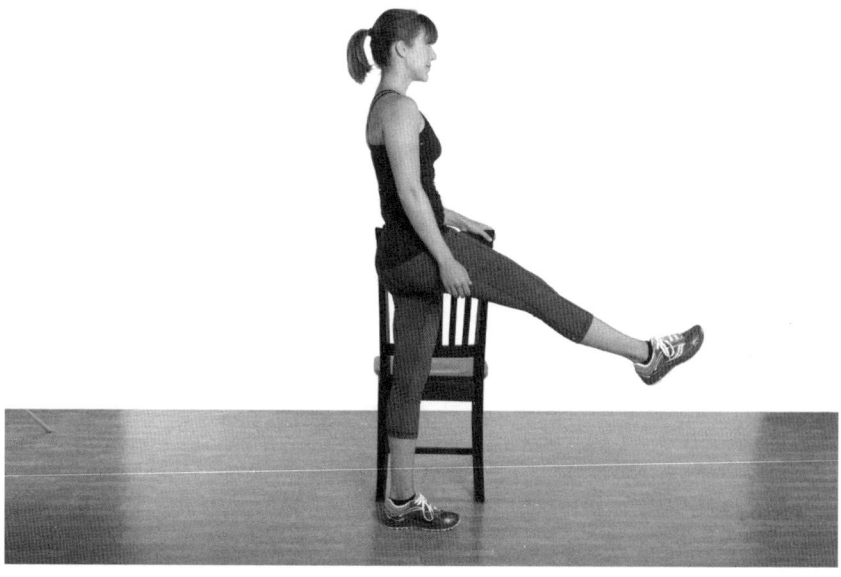

Estiramientos activos

1 A la vez que contraes los músculos abdominales, eleva el pie de la pierna opuesta y balancéalo hacia delante y hacia atrás. Mantén la columna en una postura neutra y las caderas alineadas. Que la energía para el movimiento venga de las caderas, no de los muslos.

Repite diez veces adelante y atrás y luego cambia de pierna.

Qué tendrías que notar: calentamiento suave en las caderas y los muslos.

ESTIRAMIENTO DEL PSOAS CAMINANDO

Es fácil estirar el músculo psoas cada vez que des un paso, simplemente extendiendo la pierna trasera y dejando que el estiramiento se produzca desde la parte interna del muslo hasta la parte inferior de la espalda.

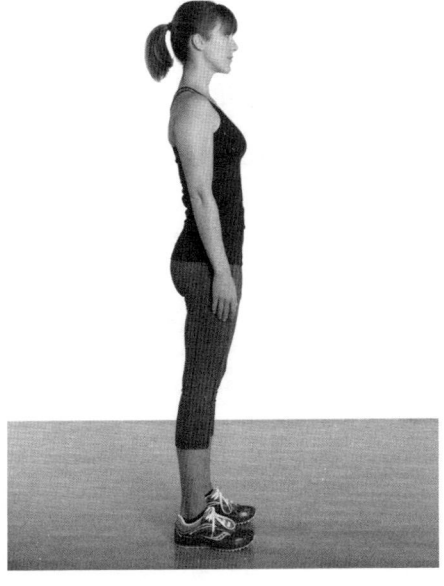

Posición inicial: de pie, con los pies separados a la anchura de las caderas. Mantén la columna neutra y los músculos abdominales contraídos.

PSOAS Fuerza y flexibilidad

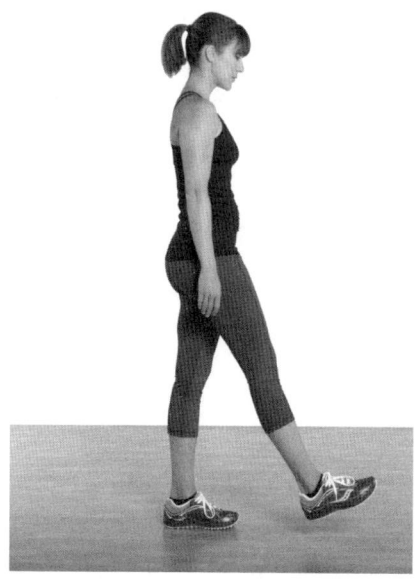

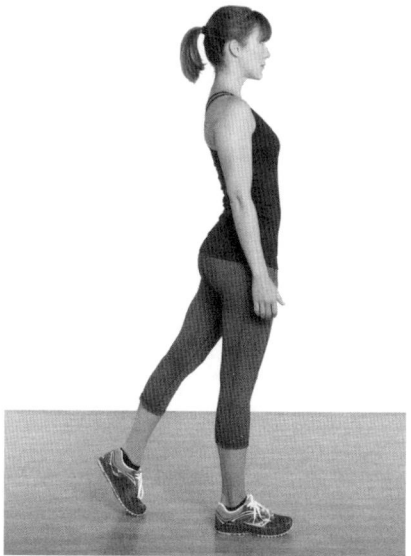

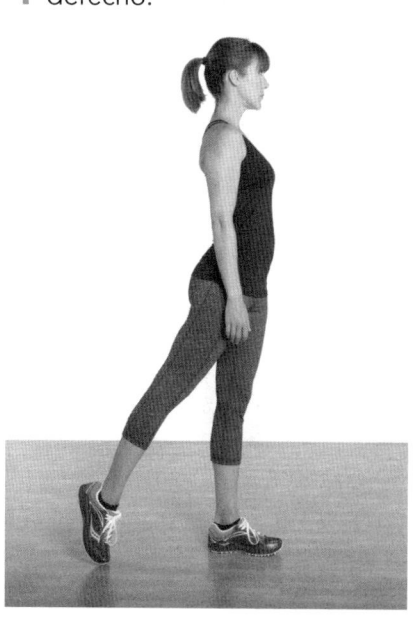

1. Da un paso adelante con el pie derecho.

2. Deja el pie izquierdo en el suelo, extiende la pierna y ponte de puntillas sobre el dedo gordo. Mantén las caderas alineadas, dobla la pelvis ligeramente hacia delante y echa los hombros un poco para atrás. Permanece así durante dos segundos.

3. Da un paso hacia delante con el pie izquierdo y repite el estiramiento en la pierna derecha.

Repite el ejercicio de ocho a diez veces en cada pierna.

Qué tendrías que notar: estiramiento suave que se produce por la pierna extendida y va desde el cuádriceps hasta los músculos abdominales, pasando por el psoas.

CONTRACCIÓN (CRUNCH) DE LA RODILLA EN TIERRA

Una de las funciones principales del psoas es acercar la rodilla al torso y al pecho. Este estiramiento activo mejora la amplitud del movimiento tanto de este músculo como de los glúteos. Es mejor que utilices una colchoneta para protegerte las rodillas.

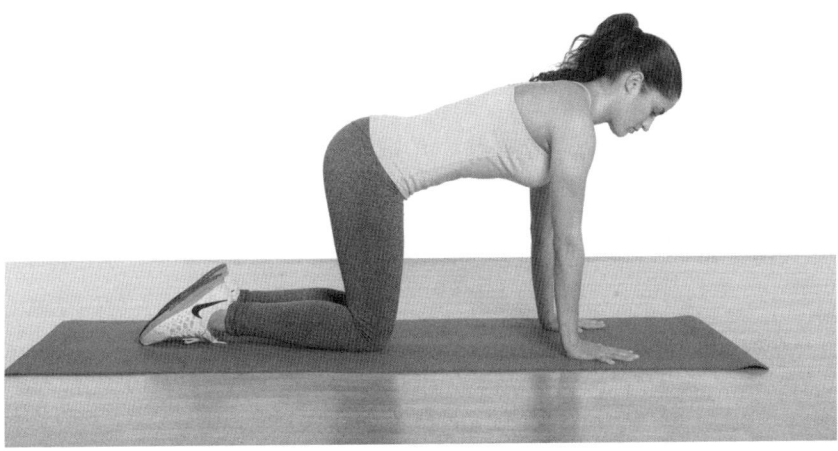

Posición inicial: de rodillas, con las manos directamente bajo los hombros y las rodillas exactamente bajo las caderas. La columna debe estar en posición neutra.

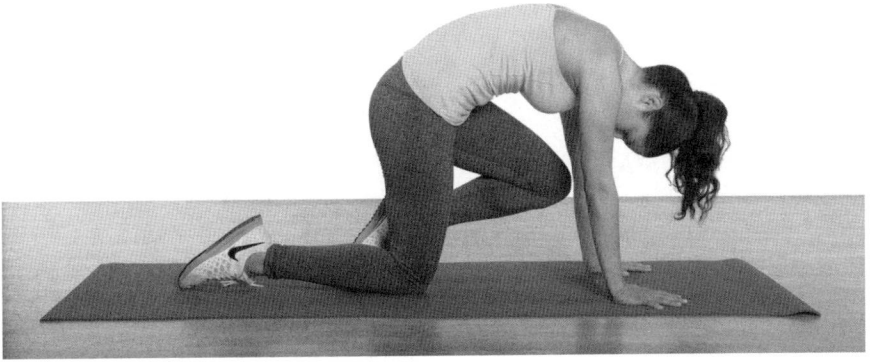

1 Manteniendo las caderas alineadas, sube una rodilla hacia el pecho hasta que sientas un tirón suave en las caderas. Permanece así durante uno o dos segundos.

PSOAS Fuerza y flexibilidad

Relaja, repite de diez a quince veces y luego cambia de pierna.

> **Qué tendrías que notar:** contracción en los músculos abdominales y estiramiento suave en los glúteos.

LA ARREMETIDA (*LUNGE*)

Este ejercicio es excelente para realizarlo como parte del calentamiento y por lo tanto no debería utilizarse para esforzar los músculos más allá de donde cada uno se sienta cómodo.

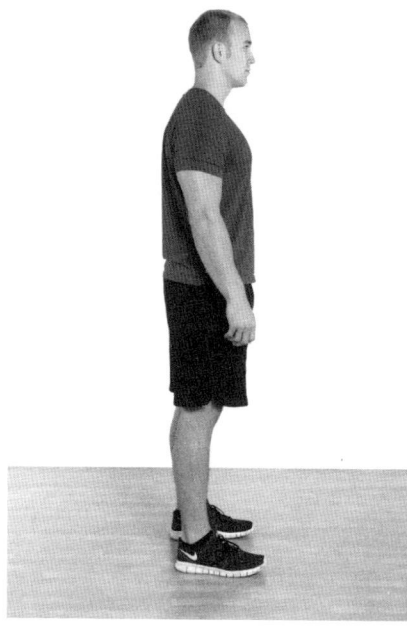
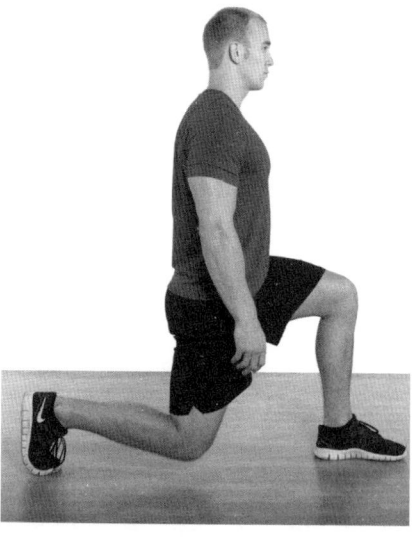

Posición inicial: de pie, con los pies bajo las caderas.

1 Lleva un pie hacia delante, algo más allá de tu zancada normal. Distribuye el peso uniformemente entre las dos piernas. Coloca el dedo gordo de la pierna de atrás sobre el suelo y dobla esa rodilla.

Inclina las caderas hacia el suelo mientras cuentas hasta 2. Detente en la parte inferior del ejercicio. Dobla la pelvis hacia delante con las caderas alineadas. Permanece así mientras cuentas hasta 1.

Sube a la posición inicial mientras cuentas hasta 1.

Repite este movimiento entre ocho y diez veces antes de cambiar a la otra pierna.

Variación caminando: levanta la pierna izquierda del suelo y da un paso adelante, más allá de tu zancada normal. Continúa con la otra pierna.

Qué tendrías que notar: estiramiento suave en los músculos flexores de la cadera, desde el cuádriceps hasta el punto de origen del músculo psoas, en la parte baja de la espalda.

ESTIRAMIENTO DEL INTERIOR DEL MUSLO

Los músculos psoas e ilíaco se insertan en la parte interior del muslo, en el trocánter de la cabeza del fémur. Este estiramiento tiene como objetivo el iliopsoas desde un ángulo diferente para mayor flexibilidad y amplitud del movimiento. Si quieres un estiramiento complementario, realiza el estiramiento exterior del muslo (página 59).

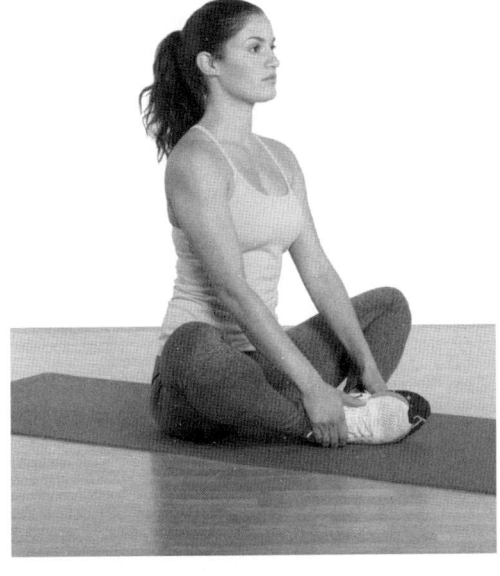

Posición inicial: siéntate en el suelo sobre los isquiones de la pelvis (los huesos que se notan en las nalgas al doblarlas), con las plantas de

PSOAS Fuerza y flexibilidad

los pies apretadas una contra otra y las rodillas abiertas a los lados. Mantén una postura vertical y los músculos abdominales hacia dentro.

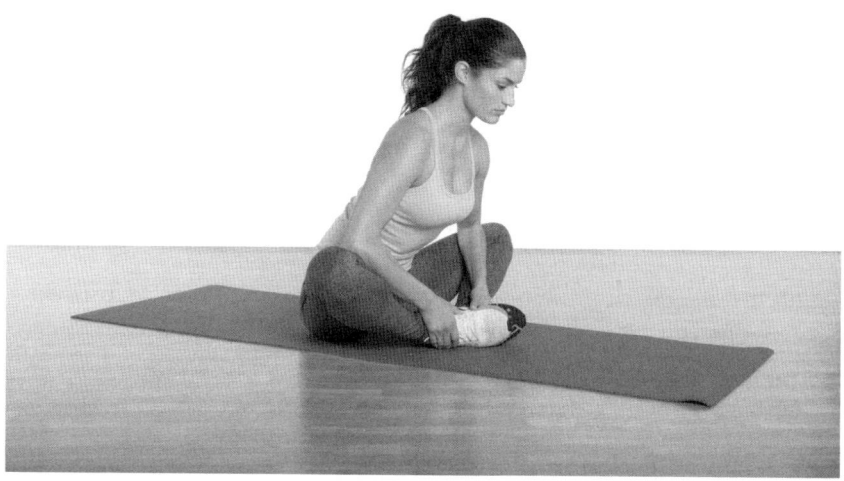

1. Coloca las manos sobre los tobillos para hacer palanca y deja que los codos se apoyen en los muslos justo por encima de las rodillas. Con la espalda recta, desplaza el tronco hacia delante suavemente mientras aprietas las piernas contra el suelo. A un observador exterior no le parecerá que te muevas mucho, pero sentirás el estiramiento hasta con el más mínimo movimiento. Mantén la postura uno o dos segundos antes de alzarte a la posición inicial. No hagas rebotes.

Repite el movimiento de ocho a diez veces, haciendo el estiramiento ligeramente más profundo con cada repetición.

> **Qué tendrías que notar:** estiramiento suave a lo largo de la parte interior de los muslos.

Estiramientos estáticos

Los estiramientos estáticos implican que se mantenga un estiramiento durante veinte o treinta segundos, o hasta que el músculo se afloje. Los músculos tienen que haber calentado antes de comenzar los estiramientos estáticos.

Puedes calentar con sentadillas sencillas, con arremetidas (*lunges*) o con un corto paseo andando o corriendo. El objetivo de los estiramientos estáticos es el de alargar los músculos hasta su medida óptima para permitir que funcionen con la amplitud ideal de sus movimientos.

PSOAS Fuerza y flexibilidad

ESTIRAMIENTO ESTÁTICO DEL PSOAS DE RODILLAS

El estiramiento más básico del músculo psoas trabaja sobre el psoas de la pierna arrodillada conforme doblas la pelvis hacia delante. Puede profundizarse girando el torso hacia la pierna contraria.

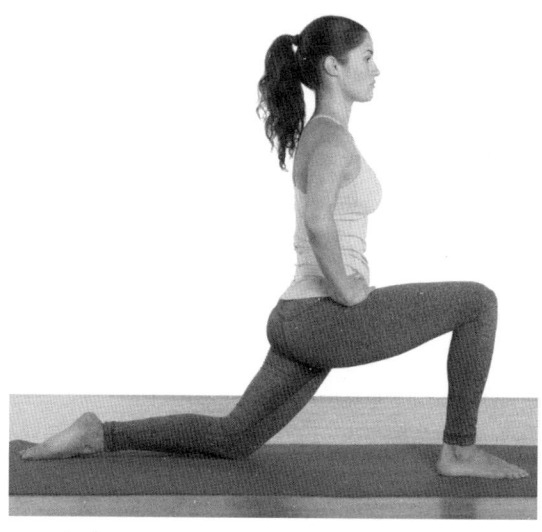

Posición inicial: de rodillas en el suelo, pon el pie derecho en una postura de arremetida (*lunge*) baja. Ambas piernas deben encontrarse dobladas 90 grados.

1 Alinea las caderas y eleva el pecho conforme te mueves hacia la pierna delantera. Extiende ligeramente la pierna trasera para ajustarla al movimiento hacia delante. Dobla la pelvis hacia delante para sentir el estiramiento por la parte frontal del muslo de la pierna arrodillada. Asegúrate siempre de que las caderas no se te levanten ni se «salgan» hacia un lado. Mantén esta postura de veinte a treinta segundos.

Repite con el otro lado.

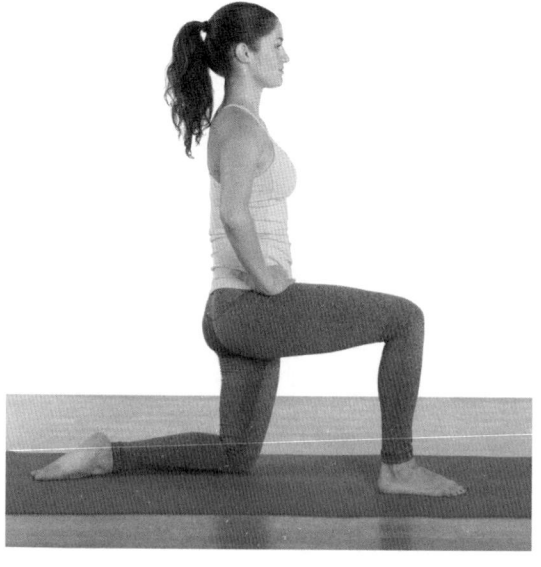

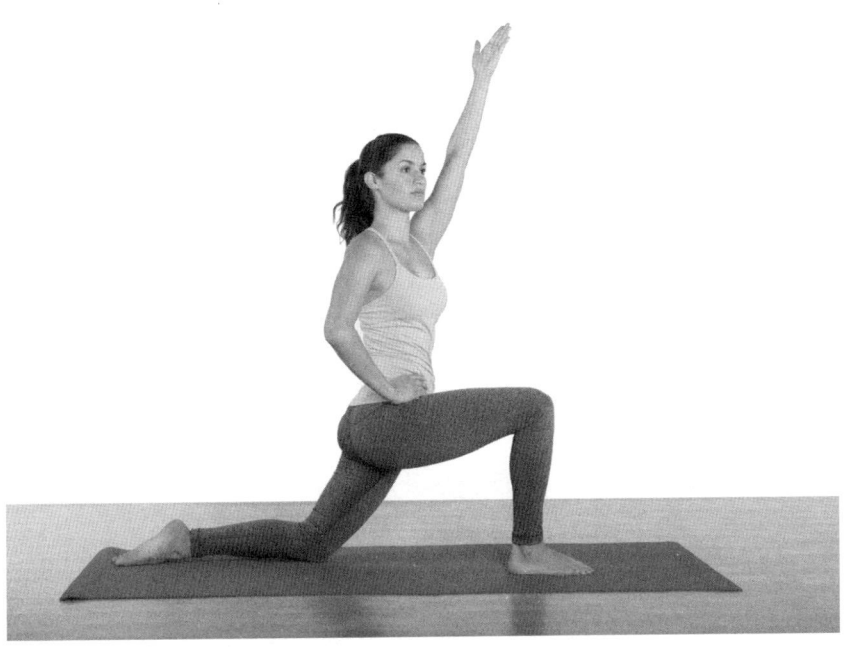

Variación: para profundizar el estiramiento, levanta el brazo opuesto sobre la cabeza y gira ligeramente hacia la pierna opuesta.

Qué tendrías que notar: estiramiento firme en el cuádriceps y en el psoas.

ESTIRAMIENTO CON LA RODILLA DOBLADA

Cuando estás echado en el suelo sobre la espalda y levantas una pierna, subirla hasta que esté perpendicular al suelo, o acercar la rodilla al pecho, hace que el psoas de la pierna opuesta eleve la parte alta del muslo.

Deja que la gravedad trabaje contra este efecto y aumente la longitud del psoas.

PSOAS Fuerza y flexibilidad

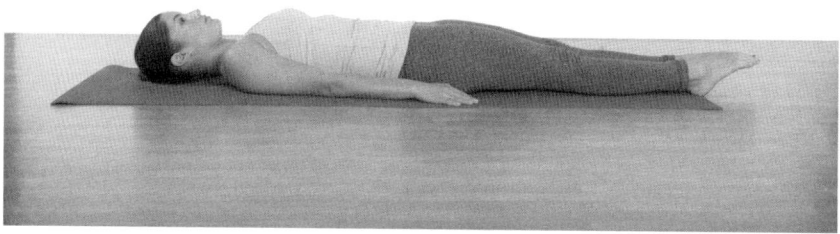

Posición inicial: echado sobre la espalda, con las piernas estiradas y los brazos descansando a los costados.

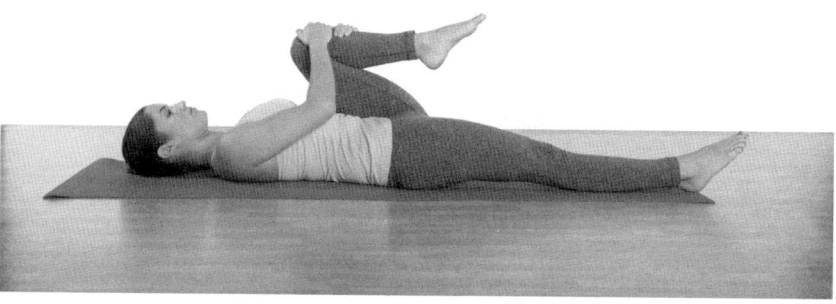

1. Acerca una rodilla hacia el pecho y apriétala contra él con las dos manos. Deja que la pierna opuesta siga estirada en el suelo y controla que las caderas, las nalgas y el muslo sigan en contacto con el suelo.

Mantén de veinte a treinta segundos sintiendo el estiramiento a lo largo del músculo psoas. Repite con la otra pierna.

> **Qué tendrías que notar:** estiramiento suave en las corvas de la pierna doblada y en el músculo psoas de la estirada.

Estiramientos estáticos

ESTIRAMIENTO DE TENDONES DE LA CORVA SOBRE BANCO

Cuando el estiramiento con la rodilla doblada (página 55) ya no aumente más la amplitud de tu movimiento, traslada este ejercicio a un banco, o al borde de una cama o sofá. Eso hará que la gravedad tire aún más de la pierna estirada para hacer más profundo el estiramiento. Tendrás que usar una toalla o banda de ejercicios para realizarlo.

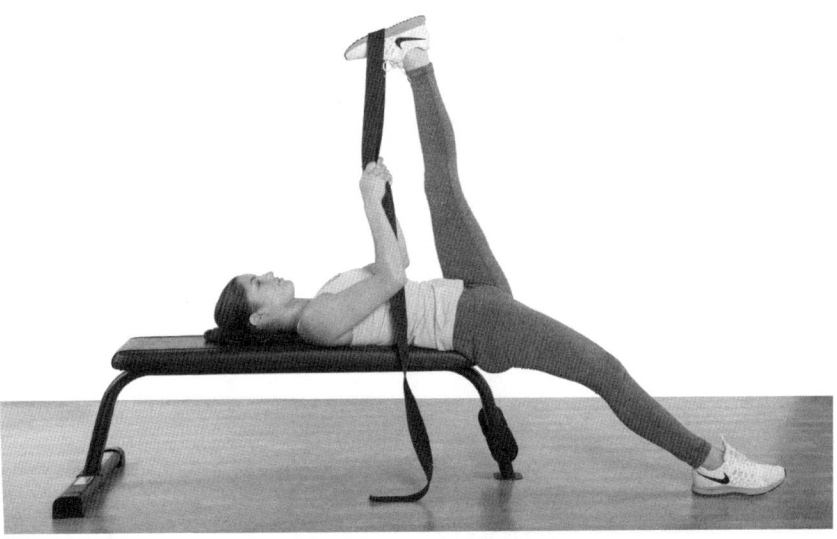

La posición: ten en la mano una toalla o una banda de ejercicios y siéntate en el extremo de un banco. Túmbate dejando que las piernas cuelguen del extremo del banco, con las caderas parcialmente apoyadas. Estira una pierna hacia el techo utilizando al tiempo la toalla o la banda. Mantén el alineamiento de las caderas.

Concéntrate en relajar la parte baja de la pierna mientras mantienes la postura de veinte a treinta segundos. Repite con la otra pierna.

Qué tendrías que notar: estiramiento suave en la corva de la pierna doblada y en el músculo psoas de la estirada.

PSOAS Fuerza y flexibilidad

ESTIRAMIENTO DE RODILLA DOBLADA SOBRE RULO

Puedes realizar el estiramiento con la rodilla doblada sobre un rulo de gomaespuma para hacer más profundo el estiramiento y liberar simultáneamente adherencias fasciales en la parte baja de la espalda.

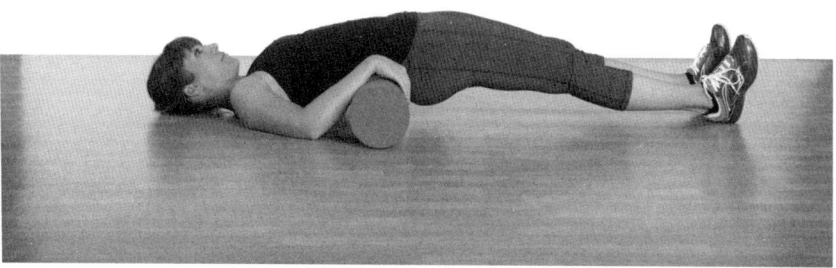

Posición inicial: túmbate en el suelo sobre la espalda con un rulo de gomaespuma atravesado perpendicularmente a la columna, directamente bajo el hueso sacro.

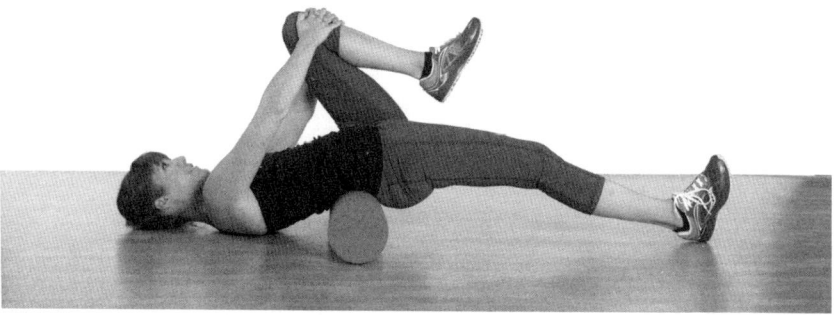

1. Acerca una rodilla al pecho. Agarra la pierna con las dos manos y tira de ella suavemente. Resístete a que la pierna opuesta se levante durante el estiramiento. Mantenlo de veinte a treinta segundos.

Repite con la otra pierna.

> **Qué tendrías que notar:** estiramiento suave en la corva de la pierna doblada y en el músculo psoas de la estirada.

ESTIRAMIENTO DEL EXTERIOR DEL MUSLO

Complementa el estiramiento del interior del muslo (página 51) con este, que tiene como objetivo el glúteo mayor y los demás aductores de la cadera.

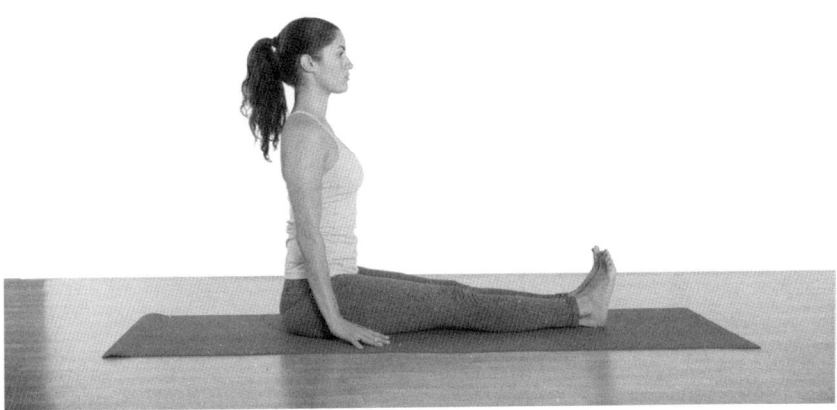

Posición inicial: sentado en el suelo sobre los isquiones de la pelvis con las piernas estiradas frente a ti. Mantén la columna neutra y una postura vertical.

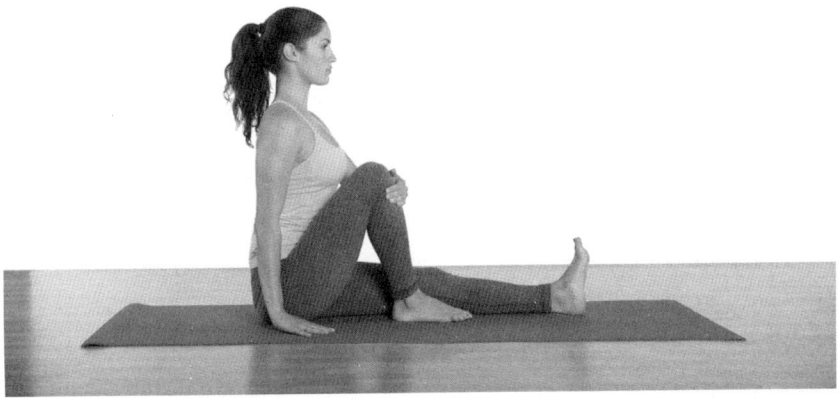

1 Acerca la rodilla derecha hacia el pecho y apoya el pie plano sobre el suelo cerca de la otra rodilla.

PSOAS Fuerza y flexibilidad

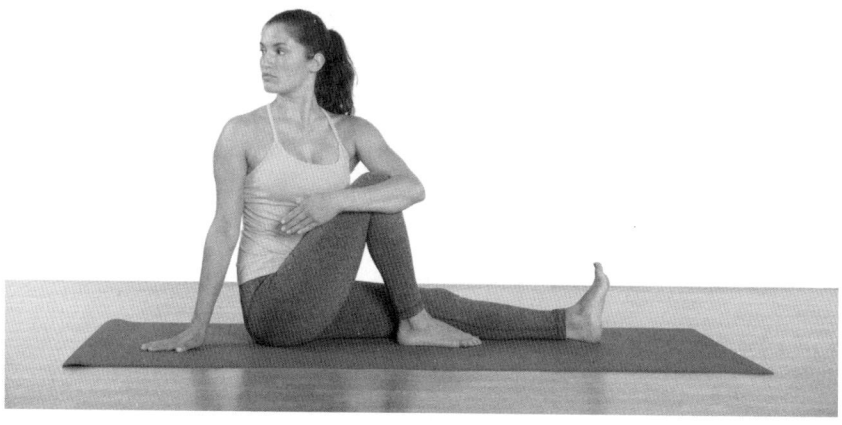

2. Gira el tronco hacia la rodilla doblada y abraza esa pierna con el brazo izquierdo para hacer palanca. Apoya el cuerpo con la mano derecha sobre el suelo tras de ti. Mira hacia atrás ligeramente sobre tu hombro derecho. Mantén de veinte a treinta segundos.

Afloja y repite con el otro lado.

> **Qué tendrías que notar:** estiramiento suave en el exterior del muslo.

ESTIRAMIENTO DEL CUÁDRICEPS

Los cuádriceps son parte de los músculos flexores de la cadera y están íntimamente ligados al psoas. Cuando están demasiado tensos, pueden aumentar la tensión del psoas y tener un efecto negativo en el alineamiento de tu postura.

Posición inicial: de pie frente a una pared o al respaldo de una silla, para mantener el equilibrio.

1. Eleva el pie derecho tras de ti, dobla la rodilla y agárralo por el empeine con la mano derecha. El talón debe acercarse a las nalgas y

Estiramientos estáticos

no a la parte exterior del muslo. Dobla la pelvis ligeramente hacia delante y mantén las caderas alineadas. Permanece así de veinte a treinta segundos.

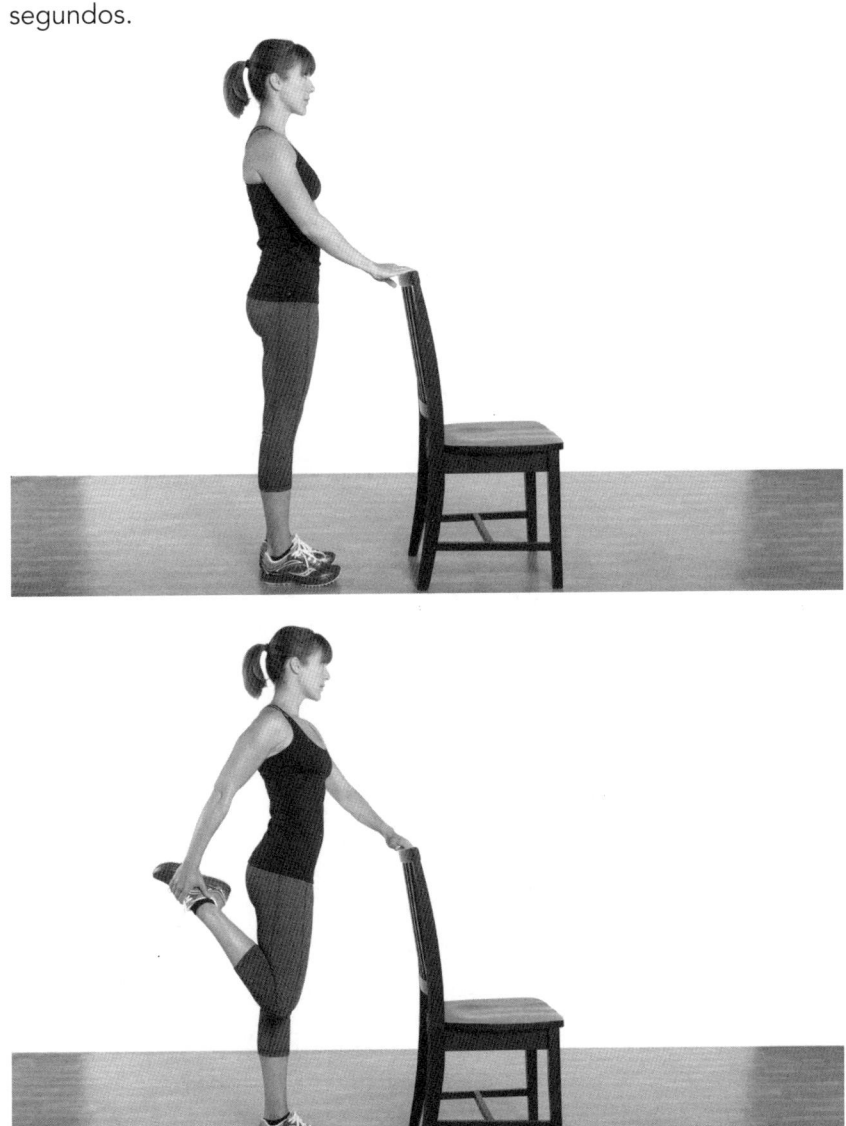

Repite con la otra pierna.

> **Qué tendrías que notar:** estiramiento fuerte en el cuádriceps de la pierna doblada.

PSOAS Fuerza y flexibilidad

ESTIRAMIENTO DE LOS TENDONES DE LA CORVA

La mayoría de las personas, especialmente aquellas que trabajan en ocupaciones sedentarias o se pasan la mayor parte del tiempo sentadas, no necesitan estirar los tendones de las corvas. Contrariamente a lo que la gente cree, esta postura pone a los músculos glúteos en un estado constante de extensión, lo que tiene como resultado una fuerza menor en ellos. También se acortan los flexores de la cadera, lo que conduce a una inclinación hacia delante de la pelvis, y esto alarga aún más los tendones de la corva. Sin embargo, para las personas activas o para quienes se sientan con las rodillas hiperflexionadas (con los pies metidos bajo la silla) puede ser beneficioso estirarlos.

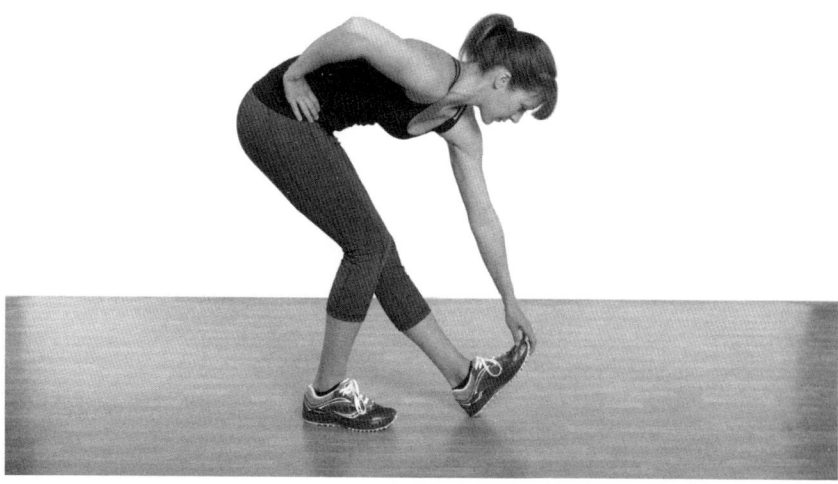

La posición: de pie, coloca el talón del pie izquierdo sobre el suelo a unos treinta centímetros frente a ti. Dobla el pie y haz que los dedos apunten hacia el techo al tiempo que mantienes estirada la pierna. Deja que el pie derecho se gire hacia fuera ligeramente. Dobla la rodilla derecha para que las caderas bajen hacia el suelo. Deberías sentir el estiramiento produciéndose en la parte de atrás del muslo. Mantén de veinte a treinta segundos.

Afloja y repite con el otro lado.

Estiramientos estáticos

VARIACIÓN: para hacer más profundo el estiramiento, agarra los dedos del pie que tengas delante con la mano del mismo lado.

QUÉ TENDRÍAS QUE NOTAR: estiramiento fuerte desde el tobillo hasta la nalga de la pierna estirada.

ESTIRAMIENTO ARRODILLADO DEL PSOAS CON ROTACIÓN DE PIERNA

La vida real no es una serie de contracciones (*curls*) y arremetidastidas (*lunges*) de los bíceps; son movimientos complejos, multiarticulares, que se desarrollan en varios planos de movimiento. Por lo tanto, el entrenamiento de la flexibilidad y la fortaleza es más eficaz cuando pone en funcionamiento las fibras musculares desde ángulos diferentes.

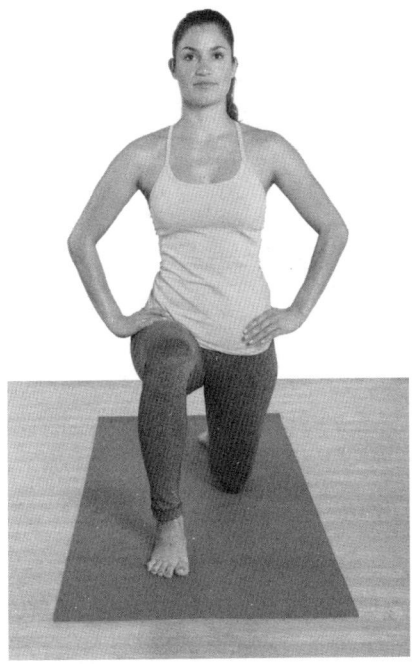 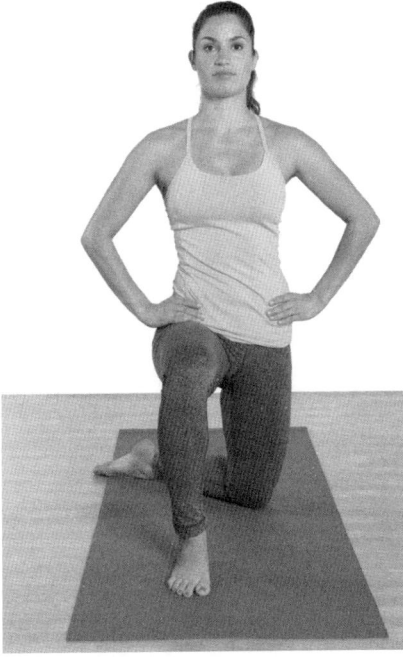

POSICIÓN DE INICIO: adopta una postura de arremetida (lunge) baja.

PSOAS Fuerza y flexibilidad

1. Mueve el pie de atrás hacia el lado opuesto del cuerpo de manera que la pantorrilla quede en diagonal. Inclínate hacia delante y dobla la pelvis en el mismo sentido. Mantén de veinte a treinta segundos.

Repite con la otra pierna.

Variación: para hacer un poco más profundo el estiramiento, eleva los brazos hacia delante, gira las palmas hacia arriba y luego apunta al suelo con los dedos.

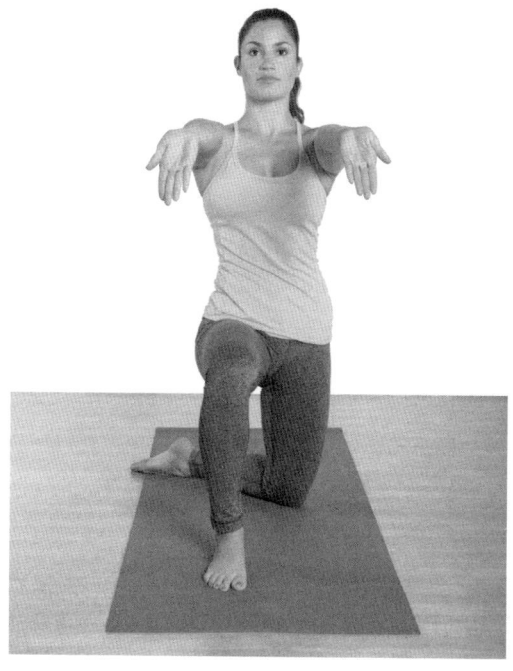

Qué tendrías que notar: estiramiento fuerte desde la parte interior del muslo hasta la cadera, más cerca de la ingle que el estiramiento arrodillado del psoas normal.

ESTIRAMIENTO DE RODILLAS CONTRA PARED

Cuando ya no te parezcan difíciles los estiramientos mencionados anteriormente, utiliza una pared para aumentar la resistencia y profundizar los estiramientos a lo largo del psoas, el cuádriceps y los demás músculos flexores de la cadera.

La postura: adopta una postura de arremetida (*lunge*) baja, con la rodilla trasera apoyada en una toalla o cojín que esté a unos veinte centímetros de distancia de la pared y la punta del pie elevada y apretando contra ella. Mantén las caderas rectas e inclínate ligeramente hacia delante. Permanece en esta postura de veinte a treinta segundos.

Repite con la otra pierna.

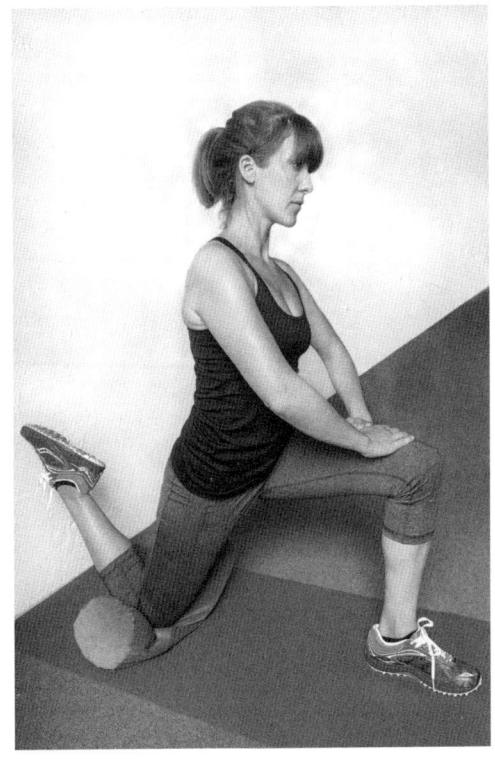

Qué tendrías que notar: estiramiento fuerte a lo largo del cuádriceps en la rodilla en tierra y estiramiento suave en los tendones de la corva de la pierna delantera.

Autoliberación miofascial

¿Alguna vez te hubiera gustado tener un terapeuta masajista en casa? Te presento al rulo de gomaespuma. Se parece a esos «fideos» que se utilizan en las piscinas, pero más corto y más denso. Algunos rulos de gomaespuma tienen bultos o rugosidades y otros son muy estrechos o muy duros, pero todos tienen un único propósito: romper las adherencias miofasciales y aliviar la tensión muscular al dirigirse a los receptores neuromusculares.

La fascia no es exactamente un tema de conversación en las fiestas, pero es algo muy importante. Se trata de una capa de tejido fino en forma de malla que cubre los músculos y las fibras musculares. Imagínate que es como esas sofisticadas bolsas de basura que tienen motivos en forma de diamante y que se han diseñado para resistir desgarros, y tendrás una buena idea de la estructura y la fortaleza de tu fascia.

Desgraciadamente, cuando se forman las adherencias estas hacen que tus músculos no puedan moverse libremente. Los rulos de gomaespuma rompen estas adherencias.

Muchos expertos del entrenamiento físico, incluida la entrenadora de famosos Ashley Borden, introducen ejercicios con el rulo de gomaespuma en todos los programas físicos de sus clientes: «En mis casi veinte años de entrenamiento nada ha sido una herramienta tan fundamental como el rulo de gomaespuma o el tubo de PVC —dice Borden—.

He sido testigo de que cuerpos de todo tipo logran resultados increíbles, tanto física como funcionalmente, cuando añaden a sus vidas ejercitarse con el rulo».

¿LO SABÍAS? La grasa subcutánea que empuja a través de la fascia contribuye a la celulitis. Ejercitarse con el rulo rompe adherencias en la fascia, lo que puede disminuir el aspecto de la celulitis.

Para la práctica totalidad de los ejercicios con el rulo de gomaespuma puedes disminuir la intensidad del ejercicio reduciendo la cantidad de peso que aplicas sobre un músculo dado. Puedes hacer esto apoyando más peso corporal sobre las manos o los pies, lo que sea que tengas sobre el suelo.

Para aumentar la intensidad, apoya todo tu peso corporal en una zona determinada. Si todavía no proporciona una estimulación lo suficientemente grande, elige un rulo de gomaespuma más duro, más estrecho o más protuberante. Para conseguir la intensidad máxima utiliza una pelota de tenis. Esto proporciona una autoliberación miofascial muy dirigida que debería utilizarse solo después de que tengas alguna experiencia en los ejercicios con rulo.

Aunque muchos de estos ejercicios de autoliberación miofascial no tienen el objetivo concreto del músculo psoas, sí liberan los músculos que se encuentran a su alrededor para apoyo y ayuda del psoas en los movimientos diarios comunes.

LIBERACIÓN DEL PSOAS

Pueden producirse tensiones en el punto en el que el psoas se une con la columna. Un rulo de gomaespuma es especialmente apto para abordar esa zona sensible y profundizar los estiramientos tradicionales del psoas, al aumentar el ángulo entre el torso y la parte alta del muslo. Sé cuidadoso a la hora de incrementar la intensidad de este ejercicio con la pelota de tenis –no lo hagas hasta que estés acostumbrado a «pasar por el rulo» esa zona.

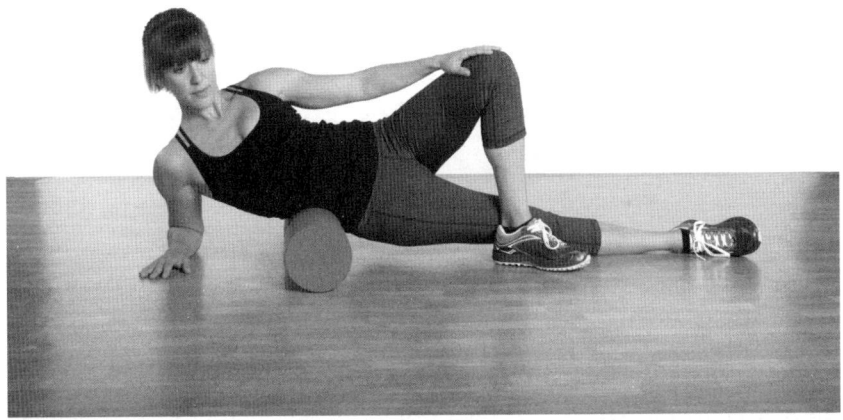

LA POSICIÓN: echado sobre un costado, con un rulo de gomaespuma perpendicular al cuerpo colocado justo más arriba de la cadera. Pon en posición la rodilla de arriba y planta el pie en el suelo, mientras mantienes la pierna de abajo estirada en el suelo. Haz rodar el cuerpo lenta y muy ligeramente hacia delante y hacia atrás.

Repite con el otro lado.

QUÉ TENDRÍAS QUE NOTAR: estiramiento suave y dolor moderado en la parte inferior del psoas de la pierna estirada, seguidos de relajación en la parte superior de dicho músculo.

PSOAS Fuerza y flexibilidad

LIBERACIÓN DE LOS MÚSCULOS PIRIFORMES Y GLÚTEOS

El músculo piriforme (en forma de pera) se sitúa profundamente entre las nalgas, bajo el glúteo mayor. Es decisivo para la movilidad de la cadera. Puede ser difícil tener como objetivo este músculo, pero un rulo de gomaespuma es especialmente apto para ese trabajo y puede alcanzar al músculo completo en un solo movimiento.

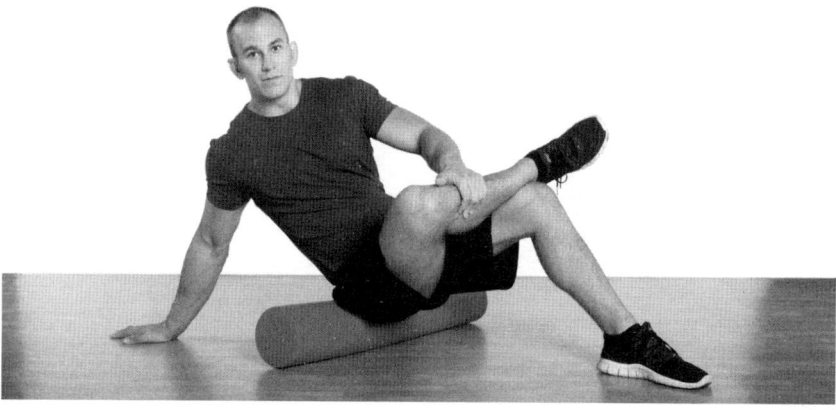

La posición: sentado sobre el rulo de gomaespuma, coloca el tobillo derecho cruzado sobre la rodilla izquierda. Mantén la rodilla elevada agarrándola con la mano izquierda. Échate para atrás ligeramente y coloca la mano derecha sobre el suelo. Inclínate con suavidad hacia el lado derecho poniendo todo tu peso sobre el glúteo de ese lado. Rueda muy lentamente hacia delante y hacia atrás hasta que encuentres tu músculo piriforme. Cuando des con una zona sensible, mantén la postura de veinte a treinta segundos, o hasta que ceda la mayor parte de esa sensibilidad.

Repite con el otro lado.

Qué tendrías que notar: dolor moderado, seguido de una liberación del músculo piriforme.

LIBERACIÓN DE LA CADERA FRONTAL EXTERNA

El tensor de la fascia lata es un músculo del muslo que empieza en el hueso de la cadera, en la parte frontal externa de la pelvis, y baja a lo largo de la parte externa del muslo.

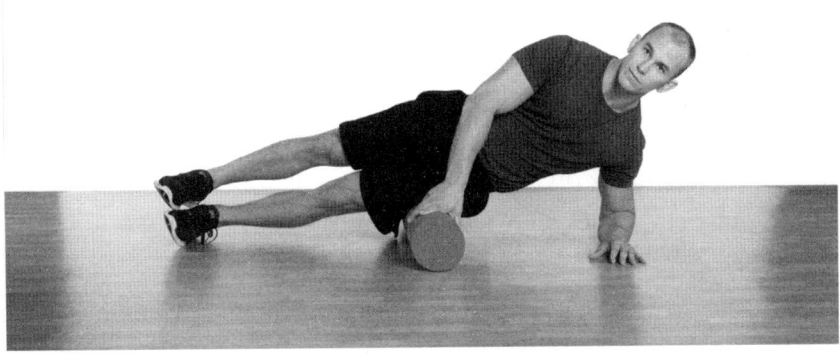

La posición: ponte en la postura de la tabla sobre el rulo de gomaespuma. Rueda ligeramente hacia tu lado izquierdo y coloca el antebrazo izquierdo sobre el suelo. Apoya todo el peso sobre la cadera izquierda, justo por debajo y hacia fuera del hueso. Cuando des con una zona sensible, mantén la posición entre veinte y treinta segundos, o hasta que la mayor parte de la sensibilidad desaparezca.

Repite con el otro lado.

> **Qué tendrías que notar:** dolor moderado, seguido de liberación en el tensor de la fascia lata.

LIBERACIÓN DE LOS TENDONES DE LA CORVA

Los tendones de la corva se sitúan en la parte trasera de los muslos, por debajo de las nalgas.

Aunque la mayoría de las personas con trabajos que precisan que estén sentadas mucho tiempo no experimentan tensión en sus tendones superiores, estos son fundamentales para la movilidad de la cadera y su salud es primordial.

Una bonificación añadida de la técnica de autoliberación miofascial sobre los tendones de la corva es el efecto que produce en el aspecto de la piel, que puede presentar depresiones debido a la grasa que presiona a través de las adherencias de la fascia.

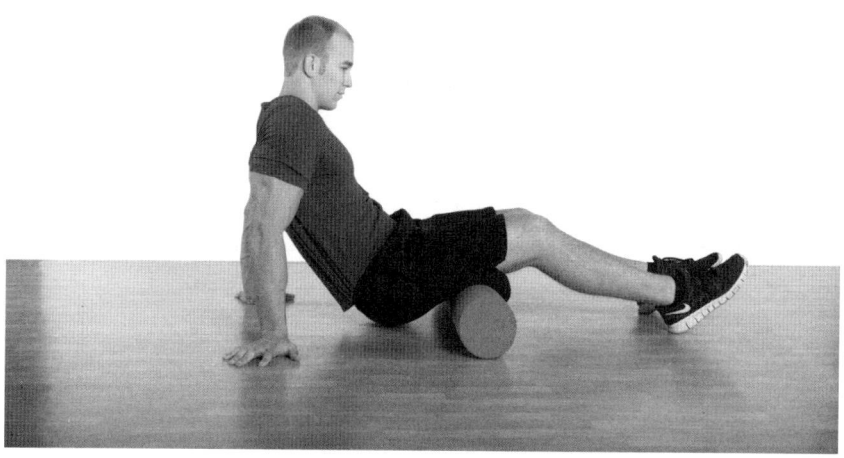

La posición: sentado en el suelo, con el rulo de gomaespuma bajo los muslos. Coloca los talones y las manos en el suelo, tras de ti. Rueda hacia delante y hacia atrás lentamente sobre el rollo de gomaespuma. Detente cuando encuentres una zona sensible y mantén la posición de veinte a treinta segundos.

Progreso: si la presión es demasiado suave, coloca un tobillo sobre la rodilla opuesta y trabaja con una pierna cada vez.

Autoliberación miofascial

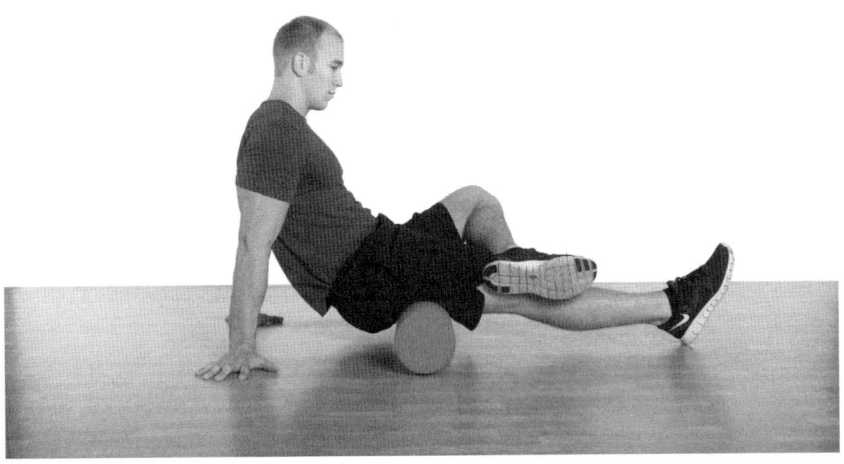

Qué tendrías que notar: dolor moderado, seguido de liberación en los tendones de la corva.

LIBERACIÓN DEL CUÁDRICEPS

El cuádriceps es parte integrante de los flexores de la cadera. Unos músculos cuádriceps y psoas tensos pueden estar implicados en dolores fuertes en la parte baja de la espalda y en la cadera, así como causar una mala postura. Este movimiento tiene como objetivo el músculo recto del fémur, uno de los cuatro que forman el cuádriceps.

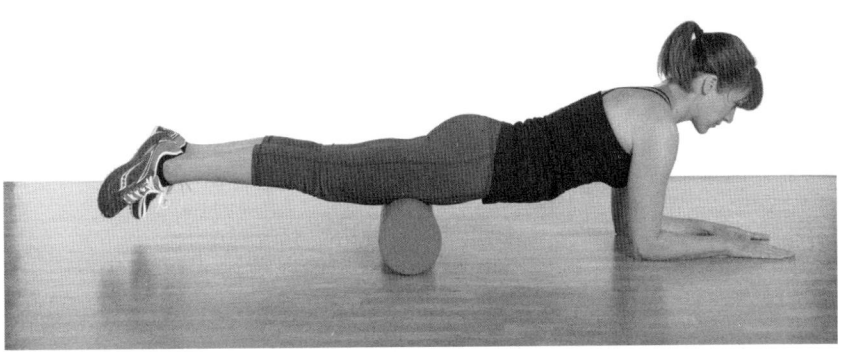

PSOAS Fuerza y flexibilidad

La posición: ponte en la postura de la tabla, con los antebrazos en el suelo y el rulo de gomaespuma bajo los muslos justo por encima de las rodillas. Rueda los muslos lentamente sobre el rollo. Cuando des con una zona sensible, mantén de veinte a treinta segundos, o hasta que el dolor ceda.

> **Qué tendrías que notar:** dolor moderado, seguido de una liberación del cuádriceps.

Yoga

La práctica del yoga desarrolla la fortaleza y la flexibilidad. A menudo se lo ve como una forma segura y suave de ejercicio. Aunque esto es cierto, deberías respetar siempre a tu cuerpo cuando lo practiques. No te exijas más allá del punto del malestar físico, nunca. El yoga debe parecer intenso, pero no agotador.

Conseguir el equilibrio es uno de los elementos más importantes de la actividad física, pero sobre todo del yoga. Así pues, añade muchos ejercicios a tu práctica habitual de modo que todos tus músculos alcancen la flexibilidad y la fuerza óptimas.

VISIÓN DEL EXPERTO: MARLITA PRICE

La instructora de yoga Marlita Price comparte su visión del psoas y de cómo apoya eficazmente el yoga a la salud de este músculo:

PENSAR HOLÍSTICAMENTE EN LA SALUD DEL PSOAS

Lo que más me gusta del psoas es que literalmente une la parte superior del cuerpo (vértebra torácica 12, o T12) a la parte inferior (huesos del muslo). Sin embargo, en lugar de pensar en el psoas como una unidad, sería mejor considerarlo como múltiples grupos musculares funcionando juntos, con un grupo a la derecha y el otro a la izquierda. A veces, la fuerza y la flexibilidad de esos músculos pueden variar de un lado al otro, con lo que tiran de forma diferente. Eso puede conducir a la sensación de que «tengo una pierna más larga que la otra», como dijo un alumno mío.

Por eso es tan sumamente importante utilizar y entrenar estos grupos de músculos uniformemente. Nosotros empleamos nuestro cuerpo entero en los movimientos diarios. El yoga es tan beneficioso porque las posturas físicas son dinámicas, son movimientos de todo el cuerpo que tratan con la secuencia encadenada de la acción, y no simplemente para aislar un músculo cada vez.

EFICACIA DEL YOGA

El yoga es una manera estupenda de entrenar grupos musculares uniformemente porque se concentra en moverse de manera equilibrada. La mentalidad va más allá de asegurarse de hacer posturas en ambos lados. Al hacer las posturas en los dos lados uno puede darse cuenta de las diferencias que haya entre uno y otro. Y luego, utilizando esta información, uno elige si pasa más tiempo fortaleciendo un lado mientras estira el otro y viceversa... y no necesariamente emplear el mismo tiempo o el mismo número de repeticiones en ambos lados.

PREVENCIÓN DE LESIONES

Si tienes problemas en los tejidos, consulta con un médico y date tiempo suficiente para sanarlos antes de probar con una actividad como el yoga. Los hábitos se forman durante toda la vida, de modo que acudir a una clase no va a arreglarlos ni a eliminarlos. Se necesita constancia y práctica para, primero, darse cuenta de los hábitos y luego estudiar cuál sería una alineación postural mejor y más saludable para tus necesidades. Evita hacerlo en demasía para prevenir lo que llamo «efecto de la goma elástica»: estirar demasiado y hacerlo demasiado rápido puede provocar que los músculos crujan y vuelvan a un estado incluso más tenso y contraído todavía.

POSTURA DEL CADÁVER

Si no te tienes a ti mismo por una persona activa, la postura del cadáver puede ser uno de los elementos del yoga hacia el que te dirijas de manera natural, ya que parece que fuese simplemente estar echado en el suelo. Sin embargo, las apariencias engañan. La postura del muerto, también conocida como savasana, implica la relajación consciente y la liberación de tensiones dondequiera que estén presentes en el cuerpo. Es una de las posturas de yoga más importantes e, irónicamente, una de las más difíciles. Resulta especialmente útil si tienes tensos los músculos psoas.

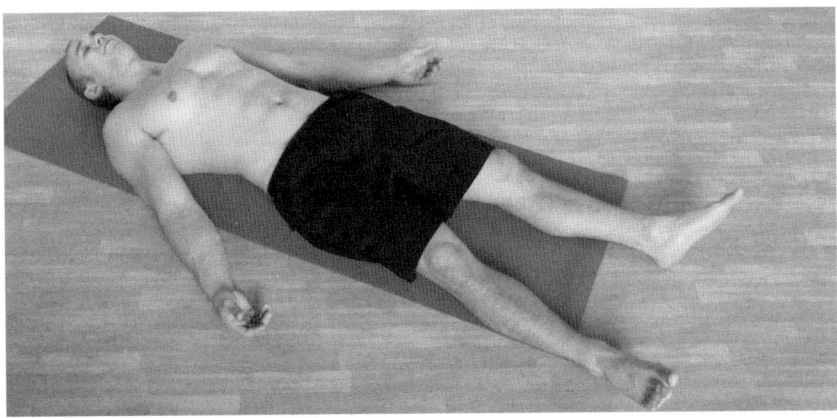

La posición: echado de espaldas en el suelo, con los pies ligeramente más separados que el ancho de tus caderas y los dorsos de las manos apoyados en el suelo, con las palmas abiertas y relajadas a unos cuantos centímetros de las caderas. Cierra los ojos y deja que la respiración sea natural. Libera conscientemente las tensiones de cada una de las partes de tu cuerpo.

PSOAS Fuerza y flexibilidad

Estas son algunas frases que pueden ayudar a este proceso:

- Deja que tus brazos se derritan en el suelo.
- Relaja cualquier tensión que tengas en la cara, la mandíbula y el cuello.
- Siente que tus caderas se hunden en la colchoneta.
- Deja que tus piernas se estiren desde las caderas, siente lo largas que son.
- Libera la tensión de tus dedos.

Hagas la postura como la hagas, la relajación debe permitirse, no forzarse. Sigue en la postura del cadáver cinco minutos. Cuando te encuentres preparado para volver a las posturas sedentes o de pie, rueda suavemente hacia un lado. Enderézate despacio hasta llegar a la postura de sentado con las piernas cruzadas. Deja que los ojos se te abran poco a poco.

> **Qué tendrías que notar:** relajación general y liberación consciente del músculo psoas.

POSTURA DE LA MONTAÑA

Después de la postura del cadáver, la de la montaña parece que sea probablemente el ejercicio de yoga más fácil. Pero, de nuevo, cosechar los beneficios de esta sencilla postura de pie requiere una concentración consciente. Llamativamente, una mala postura es uno de los efectos visibles de un psoas tenso.

Utiliza la postura de la montaña, también llamada tadasana, para reeducar a tu cuerpo y que esté de pie en la postura adecuada. Cuando descubras la postura básica, ten presente adoptarla al hacer cola o cuando vayas a estar de pie durante largo tiempo.

LA POSICIÓN: de pie, con los dos pies muy juntos, los dedos gordos en contacto y los talones ligeramente separados. Relaja los brazos a los costados. Pon firmes los muslos y levanta conscientemente las rótulas. Imagina que hay una cuerda que tira desde la parte interna de los muslos, atraviesa el abdomen y se extiende por el pecho y la espalda hasta la coronilla. Empuja los hombros hacia abajo y hacia atrás, deja que el pecho suba y que los omóplatos se relajen y se acerquen uno a otro. Alarga el hueso cóccix en dirección al suelo conforme inclinas suavemente la pelvis hacia delante. Mantén de treinta a sesenta segundos mientras respiras a ritmo constante.

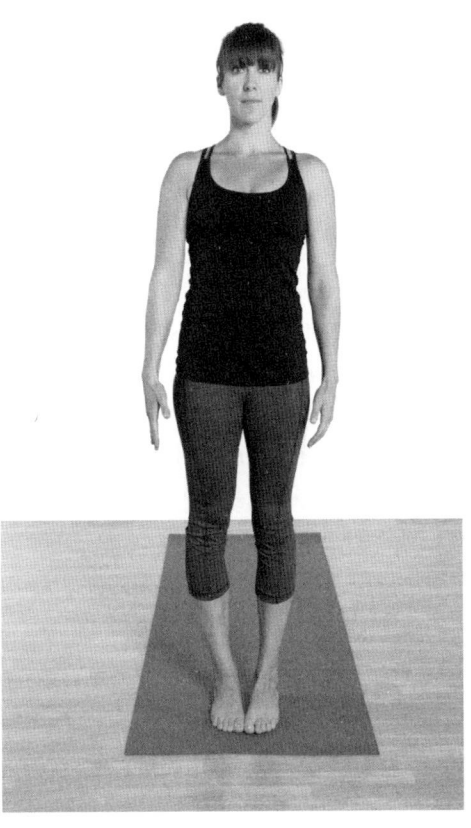

QUÉ TENDRÍAS QUE NOTAR: sensación de alargamiento de la columna y aumento de fuerza y energía por todo el cuerpo.

POSTURA DEL ÁRBOL

Esta postura de equilibrio desarrolla la fuerza y la flexibilidad de los flexores de la cadera. Ayuda también a cultivar el centrarse conscientemente, ya que toda tu concentración se dirigirá a mantener la postura.

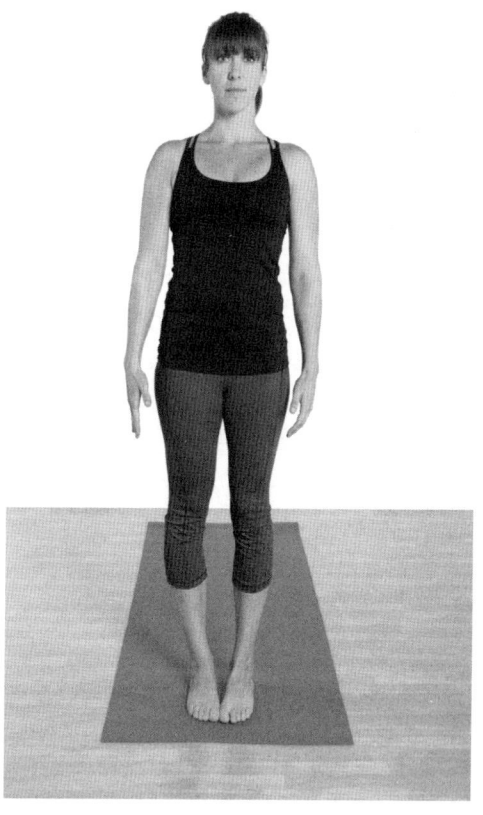

Posición de inicio: de pie en la postura de la montaña (página 78).

1 Levanta un pie del suelo y usa la mano para agarrar el tobillo y llevar el pie hacia arriba hasta colocar su planta en la parte interna del muslo de la pierna opuesta. El talón debe estar cerca de la ingle, con los dedos apuntando hacia abajo. Contrae los músculos abdominales y glúteos e inclina la pelvis hacia delante. Respira regularmente.
Junta las palmas de las manos frente al pecho en postura de oración.

2 Cuando estés listo, estira los brazos por encima de la cabeza. Mira adelante hacia un punto fijo y mantén durante treinta segundos. Si se te deshace la postura, simplemente vuelve a situarte en ella.

Repite con el otro lado.

Yoga

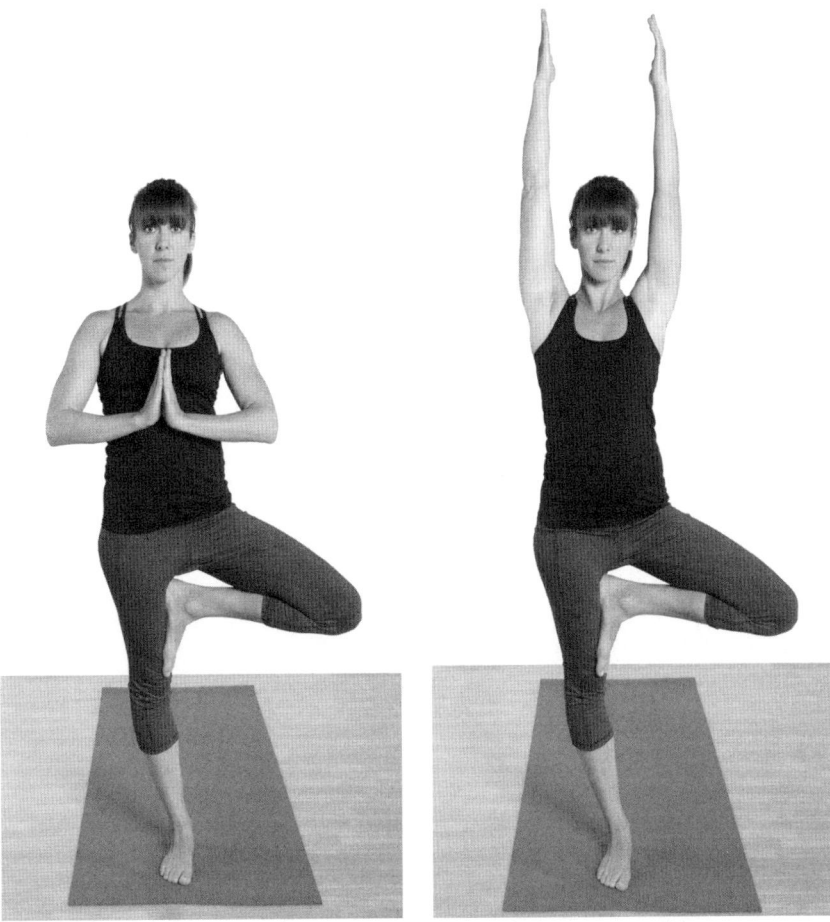

Qué tendrías que notar: apertura en las caderas, contracción en el abdomen y contracción suave en el glúteo mayor.

POSTURA DE LA PALOMA

A la postura de la paloma se refieren quienes practican yoga como una postura que abre las caderas, y es probablemente uno de los ejercicios de yoga más eficaces para la salud del psoas. Aunque no significa «abrir» literalmente la articulación de la cadera, la afloja lo suficiente como para permitir una amplitud de movimiento completa y alivia sus tensiones. Jason Crandell, de la revista *Yoga*, señala: «La vida moderna hace que nos pasemos el día sentados, lo que impide que las caderas se roten, flexionen y alarguen lo que necesitan para permanecer ágiles». Además atribuye la tensión de las caderas al estrés psicológico y a los deportes comunes, como correr o montar en bicicleta, ya que crean tensiones en esa zona.

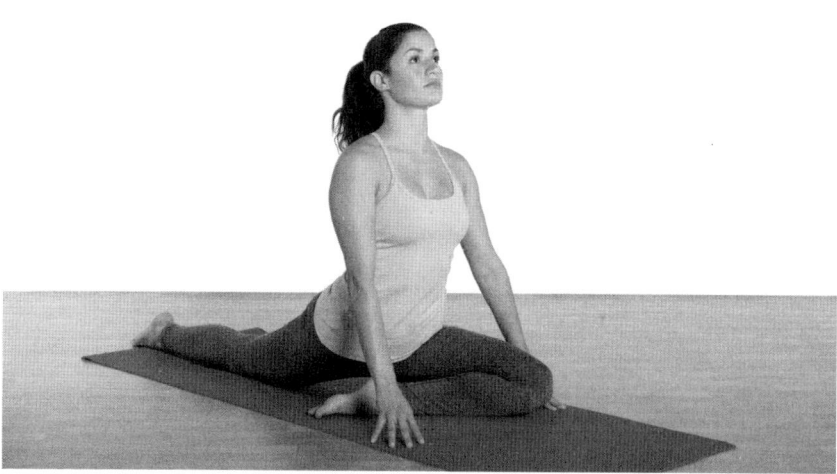

Posición de inicio: ponte en el suelo a cuatro patas. Adelanta la rodilla izquierda hacia la muñeca izquierda, mientras mantienes el muslo paralelo a la columna y a los lados de la colchoneta. Acerca lentamente el pie izquierdo hacia la cadera derecha; la espinilla de esa pierna estará ahora en diagonal sobre la colchoneta. Estira la pierna derecha detrás de ti. Utiliza las manos para empujar el tronco hasta doblarlo muy ligeramente hacia atrás mientras mantienes las caderas perfectamente niveladas.

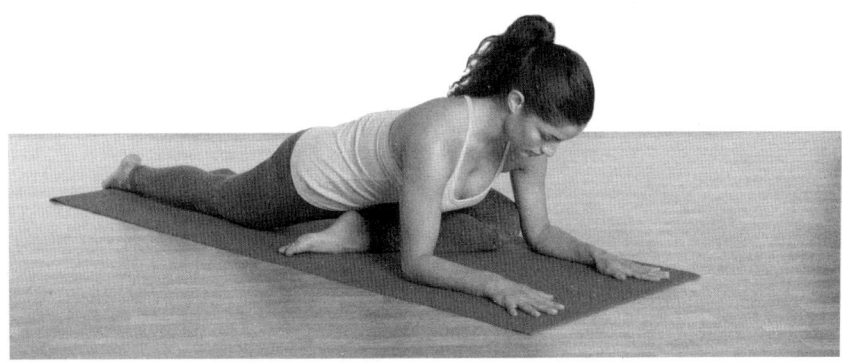

1 Baja lentamente el cuerpo hacia delante hasta apoyarte en los codos, a la vez que alargas el torso y dejas que tus caderas se hundan hacia el suelo. Mantén de veinte a treinta segundos.

Repite en el otro lado.

> **Qué tendrías que notar:** estiramiento fuerte en los flexores de la cadera de tu pierna estirada y suave en los tendones de la corva de la doblada.

POSTURA DEL BARCO

La postura del barco requiere la contracción isométrica del psoas, lo que quiere decir que el músculo se contrae para mantener la posición, pero no se mueve. Si la postura del barco es demasiado difícil, comienza con la sentadilla en V sobre silla (página 130). Esta postura desarrolla la fortaleza de los abdominales y de los flexores de la cadera.

La posición: siéntate en el suelo con las piernas estiradas frente a ti. Mueve las caderas a un lado y otro para asegurarte de que te apoyas sobre los isquiones. Contrae los músculos abdominales y mantén recta la espalda conforme te inclinas ligeramente hacia atrás. Dobla las rodillas y

PSOAS Fuerza y flexibilidad

levanta los pies del suelo según espiras el aire. Las partes superior e inferior de tu cuerpo deben formar una V. Si puedes, estira las piernas hacia arriba y los brazos hacia delante, paralelos al suelo. Respira profundamente a lo largo de toda la postura y mantenla durante veinte segundos. Trabaja para llegar a mantenerla durante un minuto entero.

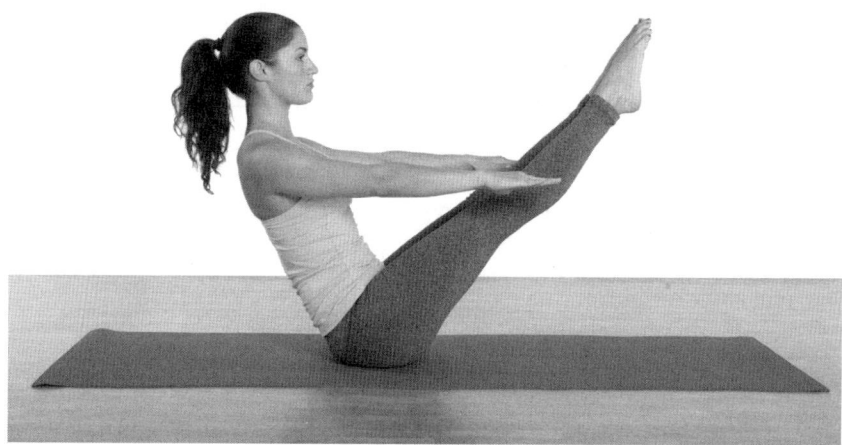

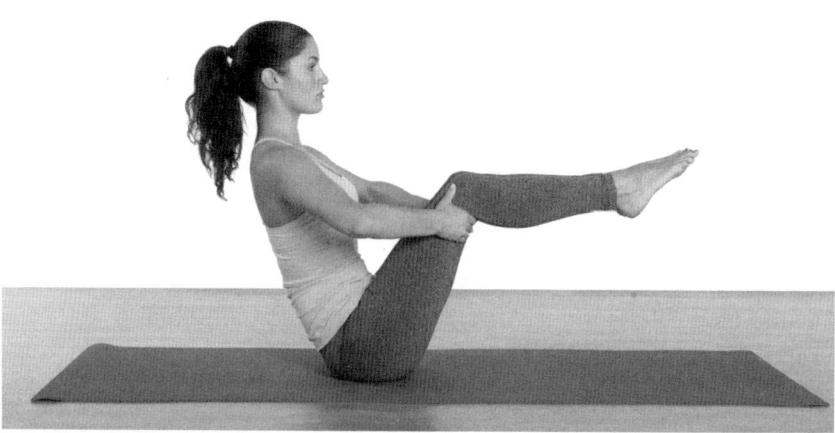

Variación: si ves que esto es demasiado difícil, deja que las rodillas sigan dobladas o que las manos se apoyen en el suelo.

> **Qué tendrías que notar:** una contracción en los músculos abdominales inferiores.

POSTURA DEL PUENTE

La postura del puente no solamente requiere que el psoas estabilice el cuerpo, sino que también tonifica las caderas, los muslos, las nalgas y los músculos abdominales.

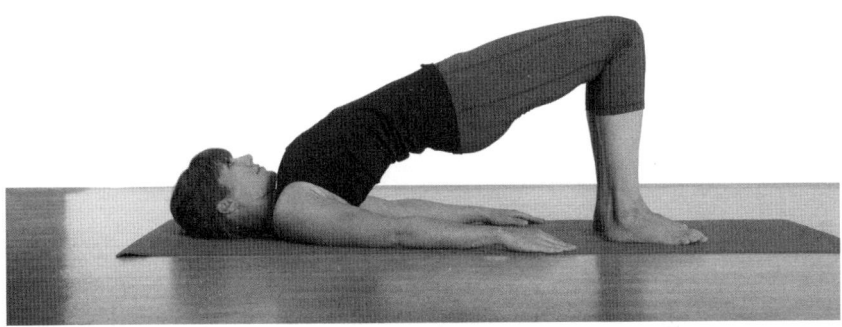

La posición: echado de espaldas, con los brazos descansando a ambos costados, las rodillas dobladas y los pies firmemente plantados en el suelo, con espacio entre los talones y las nalgas. Dobla la pelvis, pon firmes los muslos y las nalgas y eleva las caderas del suelo hasta que el cuerpo forme una línea recta desde las rodillas hasta el pecho. Contrae los músculos glúteos en la parte alta del movimiento. Asegúrate de mantener relajado el cuello y de que los hombros se apoyen en el suelo. Mantén de veinte a treinta segundos, o más tiempo si lo deseas.

> **Qué tendrías que notar:** contracción moderada en los músculos glúteos y en los tendones de las corvas.

PSOAS Fuerza y flexibilidad

POSTURA DEL TRIÁNGULO

Para que el psoas funcione de manera óptima, todos los músculos flexores de la cadera, de las vértebras lumbares y del tronco deben haber alcanzado su fuerza y longitud óptimas. La postura del triángulo desafía al equilibrio y a la estabilización abdominal, a la vez que tiene esos músculos como objetivo. Podría ser que vieses esta postura como algo extremadamente relajante después de haberla mantenido durante unos veinte segundos.

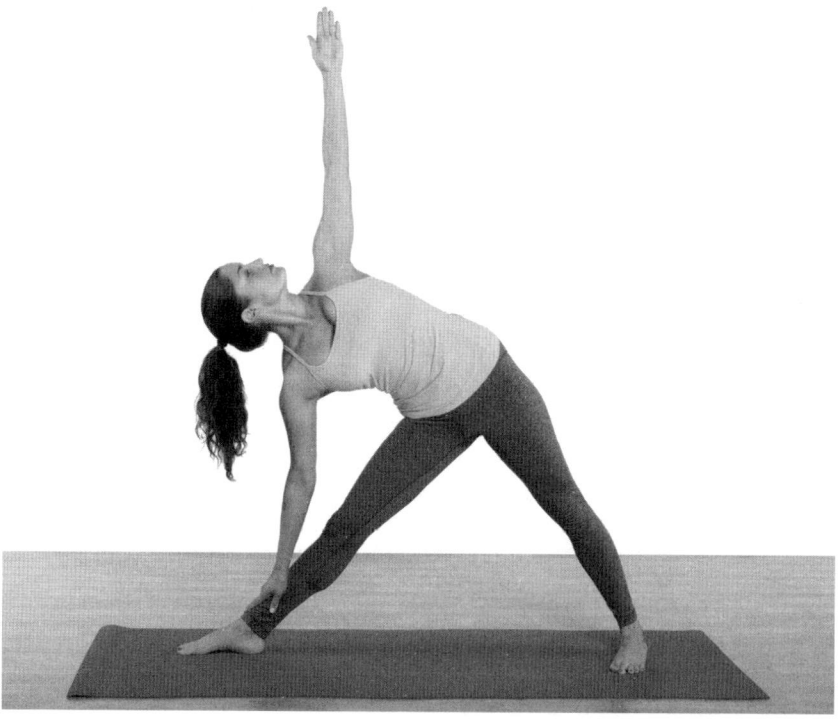

La posición: empieza con una arremetida (*lunge*) alta, con el muslo frontal paralelo al suelo. Pon el pie de atrás sobre el suelo y gira el dedo gordo ligeramente conforme estiras un brazo hacia delante y el otro sobre la pierna de atrás. Estira la rodilla doblada mientras mantienes el dedo gordo de pie señalando hacia delante. Distribuye tu peso uniformemente entre la pierna de atrás y la de delante, poniendo firmes los muslos y aposentándote bien con los pies. Mueve las caderas ligeramente hacia atrás conforme te inclinas hacia delante, empezando por las puntas de los dedos, como si quisieras tocar un objeto lejano. Sigue hasta que estés completamente estirado; luego deja que el cuerpo se doble lateralmente y que la mano llegue al suelo. Si te es difícil, apoya la mano sobre un bloque o en la espinilla. Deja que el brazo opuesto se estire hacia el techo. Imagina que tu cuerpo es apretado suavemente entre dos paneles de cristal; los hombros deben estar alineados, que los dos toquen el panel imaginario tras de ti. Mira hacia arriba y libera cualquier tensión que tengas en el torso.

Después de veinte a treinta segundos, piensa en quitar el bloque o en profundizar el estiramiento extendiendo la mano completamente hacia el suelo. Exhala conforme recuperes la posición inicial.
Repite el movimiento con el lado opuesto.

> **Qué tendrías que notar:** estiramiento suave en la parte interna del muslo de la pierna de delante.

POSTURA DE LA COBRA

Fortalece la parte baja de la espalda y los erectores de la columna con la postura de la cobra. Aunque parecería que estuvieses utilizando las manos y los brazos para elevar la parte superior del cuerpo, los erectores de la columna deberían estar haciendo la mayor parte del trabajo.

Posición de inicio: echado sobre el vientre, con los antebrazos apoyados en el suelo bajo los hombros, las palmas de las manos planas sobre el suelo y los dedos señalando hacia delante.

1 Mientras dejas que las manos y los brazos presionen ligeramente el suelo, contrae los músculos abdominales conforme elevas el pecho, mirando hacia delante. Mantén la postura durante diez segundos.

PSOAS Fuerza y flexibilidad

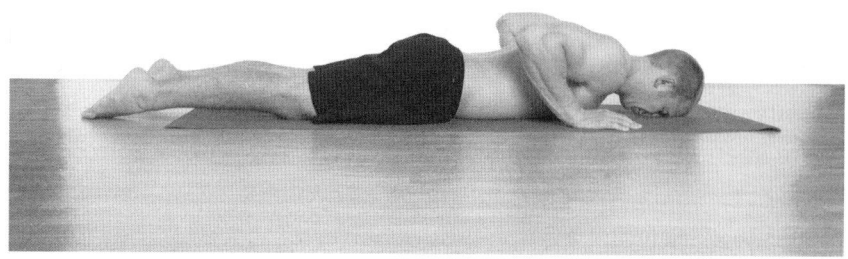

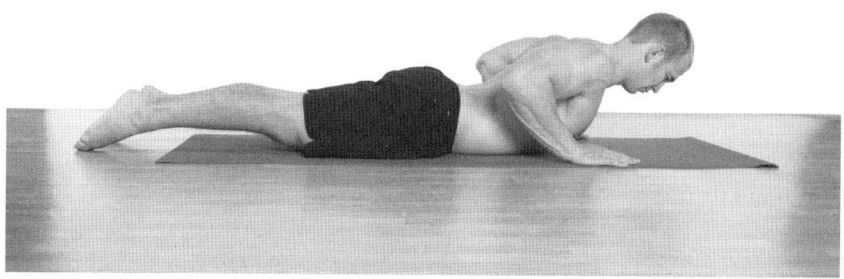

Afloja la postura y repítela de una a tres veces más.

> **Qué tendrías que notar:** contracción suave en la parte baja de la espalda.

POSTURA DEL CUERVO

La postura del cuervo requiere una fuerza considerable en la parte superior del cuerpo y en el abdomen, además de equilibrio y de concentración. El músculo psoas juega un papel al acercar las piernas al torso y estabilizar las caderas a lo largo de la postura.

Si eres nuevo en esto del yoga, espera antes de probar esta postura hasta que hayas desarrollado más fuerza y equilibrio. La primera vez que la intentes coloca un cojín en el suelo frente a la cabeza para el caso de que te caigas hacia delante. Además, deja que uno de los dedos gordos de los pies se apoye en el suelo y levántalo solamente cuando hayas encontrado el equilibrio.

Yoga

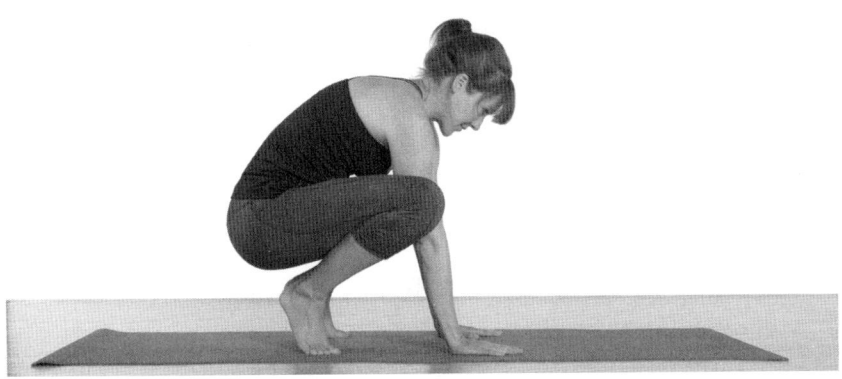

Posición de inicio: en cuclillas sobre la colchoneta, con los pies separados según el ancho de las caderas. Coloca las manos en el suelo frente a ti.

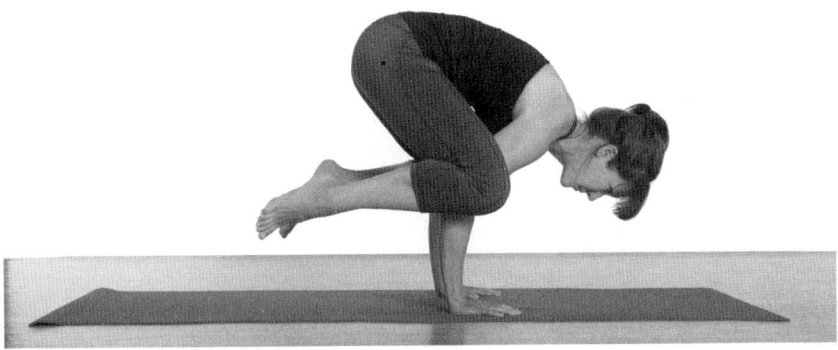

1. Acerca las rodillas hacia las axilas y apoya las espinillas en la parte de atrás de los brazos. Redondea la espalda y mira al suelo ligeramente ante ti conforme te inclinas hacia delante. Equilíbrate en los dedos de los pies hasta que te sientas cómodo levantándolos de la colchoneta para apoyar todo tu peso en los brazos. Mantén la postura de diez a veinte segundos, o más tiempo si eres capaz. Si te caes de la postura, apóyate otra vez sobre los dedos de los pies y luego empuja hacia adelante hasta alcanzar la postura de nuevo cuando estés listo.

Qué tendrías que notar: contracción en la parte alta de los brazos y en los hombros y estiramiento suave en los músculos glúteos y en las caderas.

PSOAS Fuerza y flexibilidad

POSTURA DE PIE DEL DEDO GORDO

Esta postura requiere la fortaleza el psoas para mantener levantada la pierna, y la flexibilidad básica para llegar ahí para empezar. Por no mencionar el equilibrio para evitar caerse.

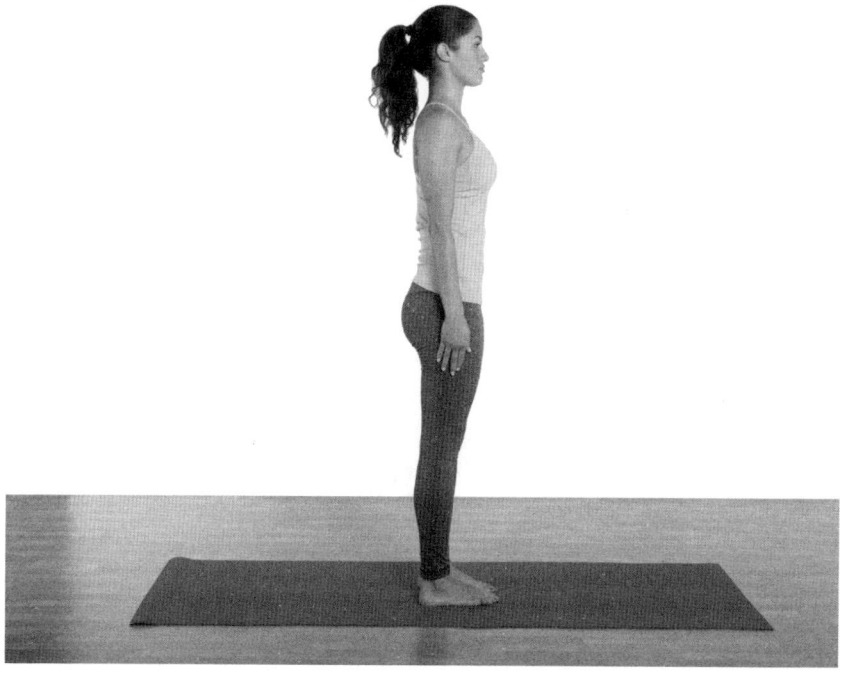

Posición de inicio: de pie en la postura de la montaña (página 78).

1. Levanta la rodilla derecha hacia el pecho y luego mueve el brazo entre las piernas y alrededor del tobillo para agarrar firmemente el dedo gordo del pie derecho con la mano derecha.

2. Estira y levanta la pierna derecha frente a ti hasta que esté paralela al suelo. Si puedes, sigue levantando el pie y enderezando la espalda. Respira uniformemente conforme mantienes la postura todo lo que puedas. Libera y repite con la otra pierna.

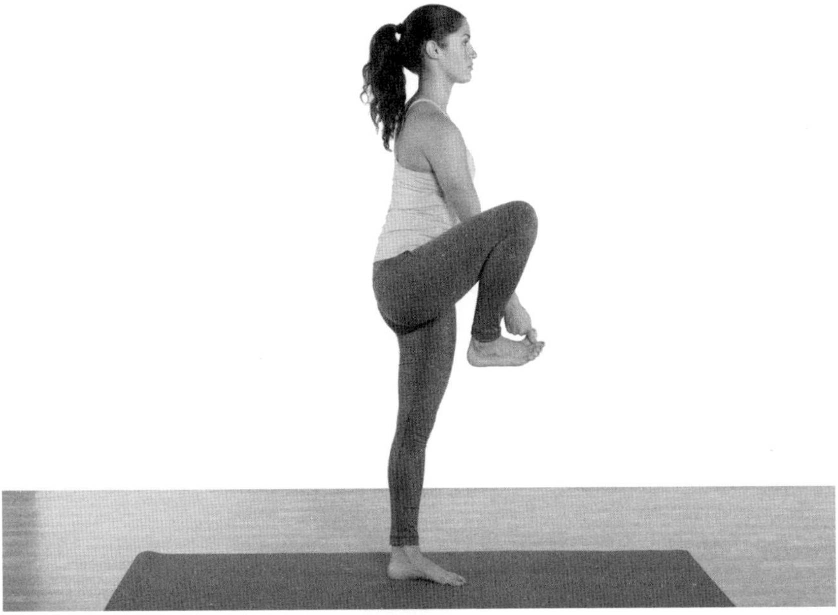

Yoga

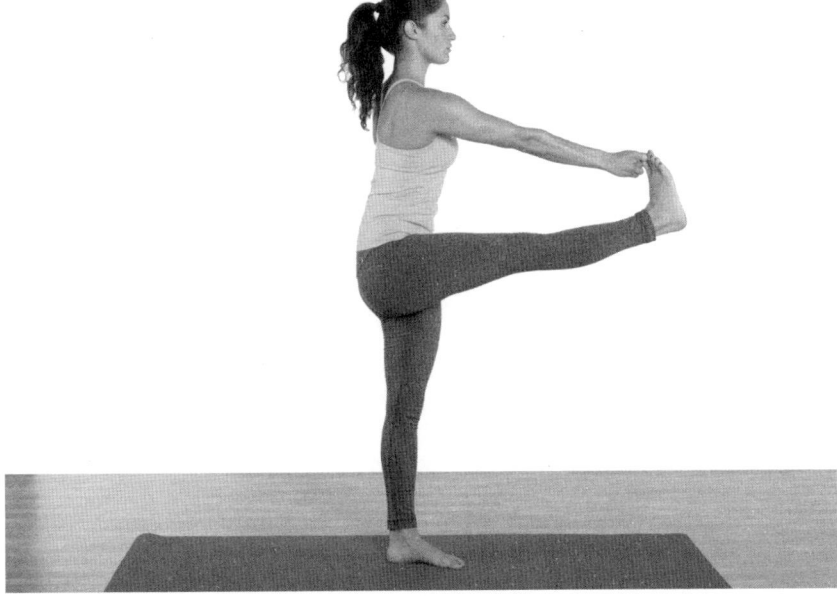

Qué tendrías que notar: estiramiento en la parte de atrás de la pierna desde los tendones de la corva hasta la pantorrilla y contracción suave en el cuádriceps.

Pilates

A principios del siglo XX, Joseph Pilates creó una serie de ejercicios diseñados para desarrollar el control físico, la fuerza y la flexibilidad. Utilizó aparatos, muy especialmente el que llamó reformador, así como trabajo hecho en el suelo sobre la colchoneta. Tanto en su forma original como en las interpretaciones modernas, el pilates pone énfasis sobre la importancia de lo que llamó «sala de máquinas», que comprende todos los músculos y las articulaciones desde la parte interior de los muslos —sobre todo el iliopsoas— hasta el pecho. Así pues, el psoas es un componente esencial de todo trabajo con pilates, tanto si este músculo es el objetivo de un ejercicio dado como si no.

VISIÓN DEL EXPERTO: KATIE BARNES

La instructora de pilates con el grado de maestra y entrenadora de famosos Katie Barnes comparte su visión del psoas y de cómo apoya eficazmente esta disciplina a la salud de este músculo.

EFECTOS DE UN PSOAS TENSO

Con la tecnología que avanza cada día más en nuestras vidas, el movimiento diario normal se ha reducido notablemente. Esto es un gran problema para la gente, independientemente de la edad que tenga, por cómo afecta al funcionamiento físico y al alineamiento postural. Fuimos hechos para movernos.

No hay de qué asombrarse si cada cliente nuevo que tengo padece normalmente los efectos de un psoas tenso. Esto puede manifestarse de formas muy diversas, desde una respiración tensa hasta caminar desequilibradamente, lordosis, dolor de la parte baja de la espalda, dolores en las caderas y las ingles, tensión en los tendones de las corvas, debilidad en los glúteos, problemas de rodillas, tobillos, hombros, cuello o cualquier combinación de estos.

A menudo mis clientes tienen zonas concretas de dolor y tensión, como una rodilla, una cadera o un problema de espalda, y parece que todo viniese de esas partes. Sin embargo, a veces, cuando sigues la cadena de movimiento en la que esa área está involucrada, averiguas que un psoas tenso o recargado es lo que provoca parte del problema que nos ocupa, o todo él.

LOS DEPORTES Y LA SALUD DEL PSOAS

Como antigua bailarina, sé lo fácil que resulta recargar el psoas y los flexores de la cadera. Eso ocurre generalmente porque una empieza a bailar jovencísima y no tiene control alguno de la musculatura abdominal, o porque no ha aprendido a cómo encontrar esas conexiones más profundas de cara a estabilizar y apoyar el cuerpo.

¡Me gustaría haber sabido entonces lo que sé ahora! Al depender del psoas y trabajar demasiado los flexores de la cadera, uno puede tener lesiones, pérdida de la flexibilidad normal y dolores musculares permanentes. Me he dado cuenta también de que otros músculos tienden a desarrollarse de más para compensarlo, lo que provoca un modelo de compensación constante a lo largo del cuerpo.

¿FORTALEZA O FLEXIBILIDAD EN EL PSOAS?

Yo no soy una gran creyente en «entrenar» el psoas o los flexores de la cadera para que sean más fuertes, excepto en los casos en que los clientes tengan necesidades concretas. En lugar de eso, veo que la mayor parte de las personas necesitan aprender primero a relajarse y descansar, o a «apagar» esos músculos mientras aprende a encontrar y poner en marcha los abdominales profundos. Ayuda darle a la gente una sensación, o una imagen, para encontrar el suelo pélvico y experimentar las sensaciones diferentes que se dan al trabajar los abdominales oblicuos, rectos o transversales. También es útil cuando los clientes notan que, al utilizar sus abdominales profundos correctamente, la parte central de su cuerpo se aplana en lugar de sobresalir, mientras que también alargan las líneas de las piernas a lo largo de las caderas.

Me gusta recordarles a mis clientes que deben liberar o estirar frecuentemente el psoas y los flexores de la cadera después de haber estado sentados largo tiempo, y lo poderoso que es este grupo muscular cuando funciona adecuadamente. Muchos ven sus prolongados problemas con el dolor y la tensión resueltos cuando todo va bien en esa zona.

EFICACIA DEL PILATES

El pilates afronta esto de manera eficaz en una sesión privada con un instructor experimentado. Como ocurre con la mayoría de las disciplinas de ejercicios, cuando los del pilates se realizan incorrectamente o sin prestar atención al detalle, no sirven de ayuda ni cambian el cuerpo del cliente. Además de eso, muchos movimientos pueden conducir a lesiones y a patrones de movimiento defectuosos, lo que puede desbaratar los avances que se hayan podido lograr.

Existen muchas razones para hacer pilates, pero las principales serían que el pilates puede cambiar cómo se siente el cuerpo a diario y que puede hacer que uno se sienta más abierto al mundo a su alrededor, a la vez que mejora las demás actividades que uno hace. Cuando asistas a una clase en colchoneta o en una sesión privada, fíjate en si la parte frontal de las caderas te «quema» la mayor parte de la clase, si las rodillas están dobladas y generalmente lejos del suelo o si siempre te doblas hacia

PSOAS Fuerza y flexibilidad

delante. Esos pueden ser signos de que estás trabajando demasiado la zona de los flexores de la cadera y del psoas y de que la rutina de pilates que haces requiere un mejor un equilibrio de movimientos. La mayor parte de la gente necesita más ejercicios de extensión que de flexión, así que es importante que después de trabajar el psoas este se libere estirándolo o haciendo un ejercicio que le permita ponerse en extensión.

ONDULACIÓN (*CURL*) PÉLVICA

Aprender la técnica apropiada para hacer la ondulación (*curl*) pélvica es necesario para estar en forma en los demás ejercicios de pilates y fortalece los flexores de la columna, los músculos del suelo pélvico y los extensores de la cadera.

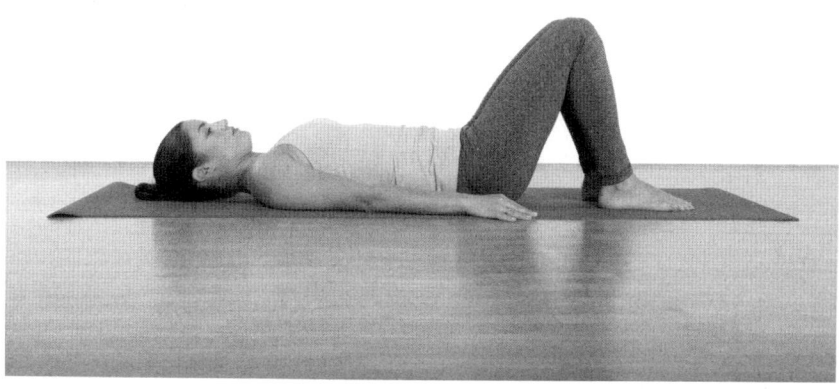

Posición de inicio: echado sobre la espalda, con los brazos a los costados y las rodillas dobladas, los pies apoyados de plano en el suelo.

1-2 Contrae los músculos abdominales y las nalgas, dobla la pelvis hacia arriba y levanta del suelo la parte inferior del cuerpo, vértebra a vértebra, hasta que el cuerpo esté en línea recta desde las rodillas hasta los hombros.

Pilates

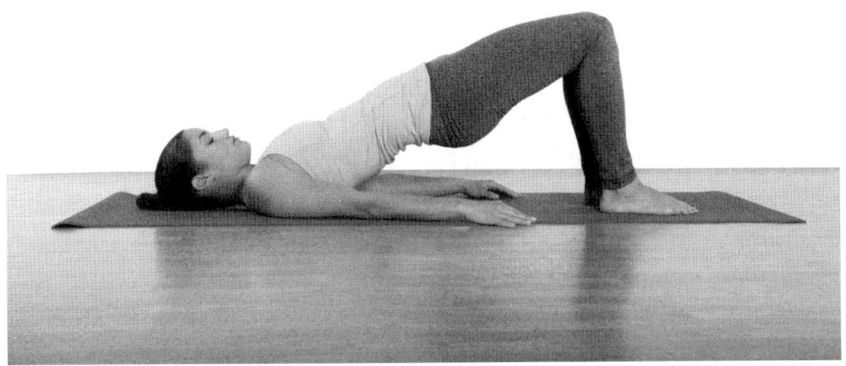

3 Baja el cuerpo suavemente hacia el suelo, dejando que cada vértebra vaya tocándolo en orden.

Repítelo diez veces despacio y controlando.

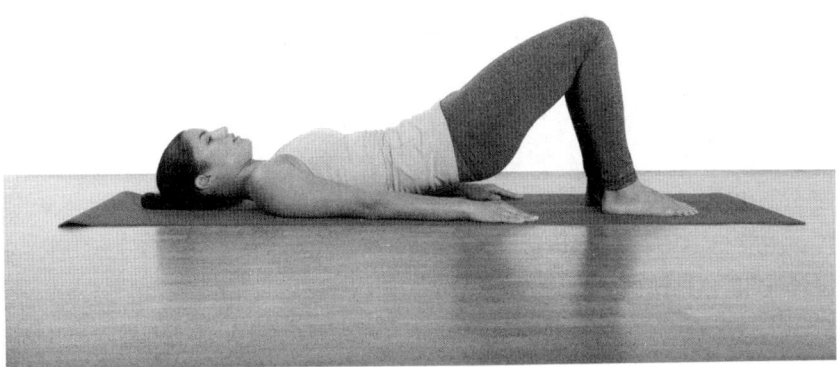

Qué tendrías que notar: contracción moderada en los tendones de las corvas, los cuádriceps y los glúteos y contracción suave en los músculos abdominales.

LEVANTAMIENTO DE PIERNA EN POSICIÓN DECÚBITO SUPINO

Muchos ejercicios de pilates implican levantar las piernas echado sobre la espalda. El alzamiento de pierna en posición decúbito supino es un ejercicio de iniciación para desarrollar la técnica de levantamiento apropiada. Tiene como objetivo el músculo psoas y los estabilizadores de la columna. Rael Isacowitz, autor de *Anatomía del pilates*, sugiere que al hacer el ejercicio se imagine uno la cubierta de un libro grueso que se abre, pero sin mover las páginas.

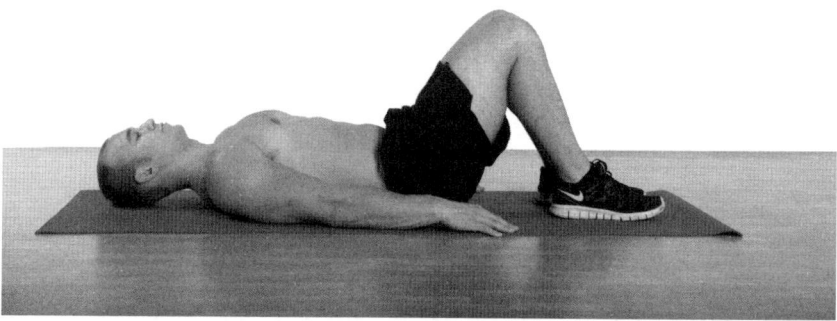

Posición de inicio: echado sobre la espalda, con los brazos a los lados y las rodillas dobladas, los pies apoyados de plano en el suelo. Durante el movimiento no dejes que la espalda se arquee más que la curva natural de la columna.

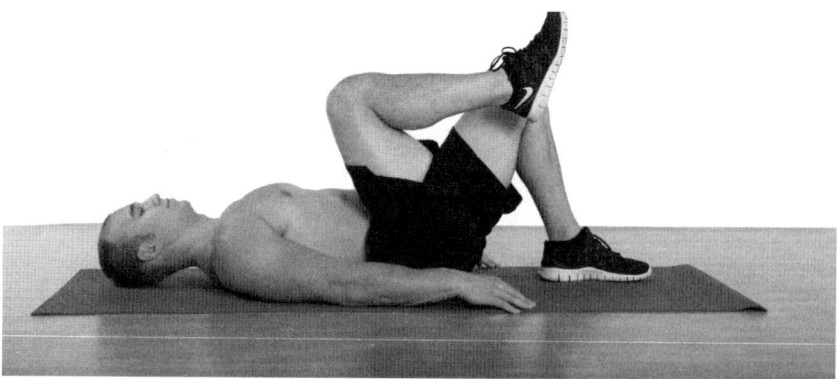

1 Manteniendo la rodilla doblada, eleva una pierna hasta que la pantorrilla esté paralela al suelo. La pelvis debe quedarse quieta y no moverse de un lado a otro.

Baja la pierna y repítelo cinco veces; luego repite con el otro lado.

> **Qué tendrías que notar:** contracción suave en los flexores de la cadera y en los músculos abdominales.

ALARGAMIENTO DE ESPALDA EN POSICIÓN DECÚBITO PRONO

Este sencillo ejercicio de pilates fortalece los músculos extensores de la columna y los extensores de la cadera, lo que proporciona equilibrio para un psoas fuerte. Es un ejercicio especialmente importante para ciclistas, corredores y todos aquellos que se dedican a realizar una cantidad importante de ejercicios abdominales.

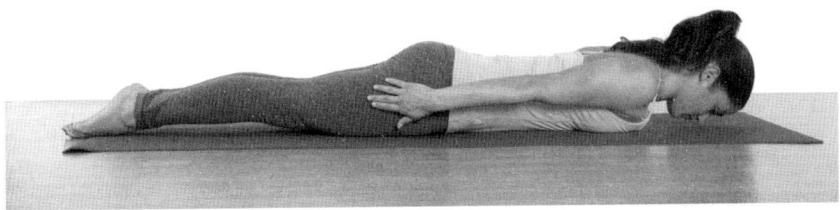

Posición de inicio: echado sobre el vientre, con los brazos estirados hacia los pies y apretando los muslos.

1 Presiona las piernas entre sí y ve exhalando el aire conforme elevas la cabeza, el cuello, el pecho y los hombros del suelo; levanta y articula cada vértebra, arquea la espalda y obtén el apoyo necesario de los músculos abdominales.

PSOAS Fuerza y flexibilidad

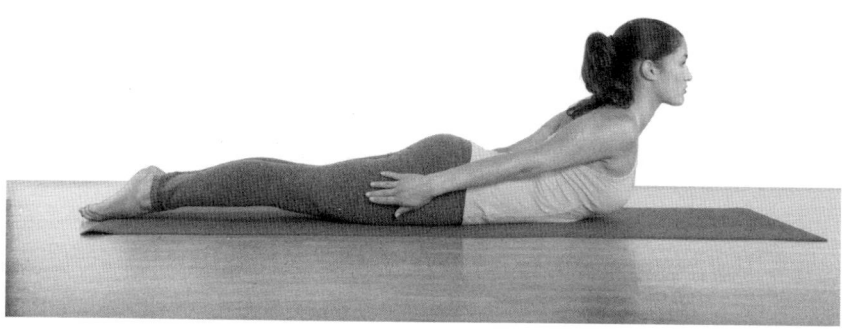

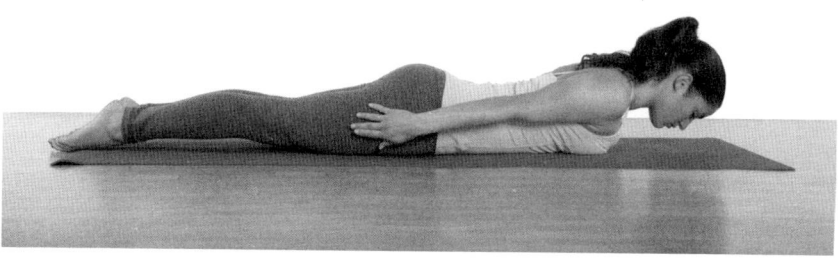

2 Inhala mientras vas bajando la parte superior de tu cuerpo en dirección hacia el suelo.

Repítelo diez veces.

> **QUÉ TENDRÍAS QUE NOTAR:** contracción suave en la parte baja de la espalda y en los músculos glúteos.

CÍRCULOS A UNA SOLA PIERNA

Los círculos a una sola pierna tienen como objetivo principal los rotadores y los estabilizadores de la columna, esto es, el recto abdominal, los oblicuos externos e internos y el transversal abdominal, además de los flexores y extensores de la cadera.

Este es un ejercicio excelente de fuerza y flexibilidad para el psoas y los músculos de apoyo. Cuanto más lejos pongas la pierna de la línea central del cuerpo, tanto más se elevará la cadera de esa pierna. El movimiento ampliado hará que trabajen los aductores de la cadera y los glúteos medio y mínimo. En todo caso resulta eficaz: mantener la pierna dentro del marco del cuerpo dejará que te concentres en los músculos abdominales, mientras que dejar que se estire más allá de ese marco también pondrá en juego las caderas y los muslos.

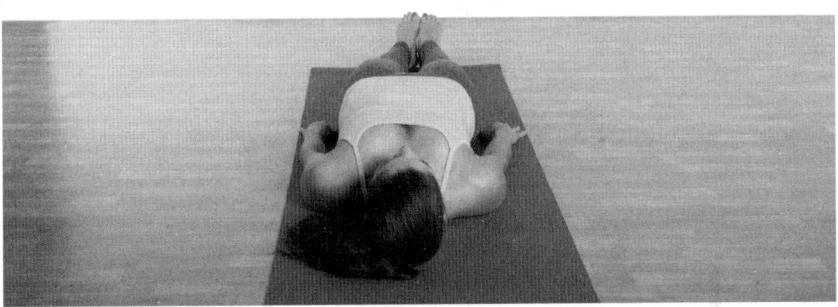

Posición de inicio: echado sobre la espalda (decúbito supino), con los brazos a los lados.

1. Acerca una rodilla hacia el pecho y estírala hacia el techo apuntando hacia arriba con los dedos del pie. La pierna debe estar derecha, perpendicular al suelo y directamente sobre la cadera.

2-3. Despacio y de manera controlada, mueve la pierna por encima de la línea media del cuerpo, bájala hacia el tobillo opuesto y luego gírala hasta la posición de inicio. Cuando hagas este ejercicio, imagina que dibujas un círculo imaginario con el dedo gordo del pie.

PSOAS Fuerza y flexibilidad

Repítelo cinco veces; después invierte el movimiento bajando primero la pierna y luego cruzando la línea media del cuerpo antes de llevarla a la posición de inicio. Hazlo cinco veces.
Repite con el otro lado.

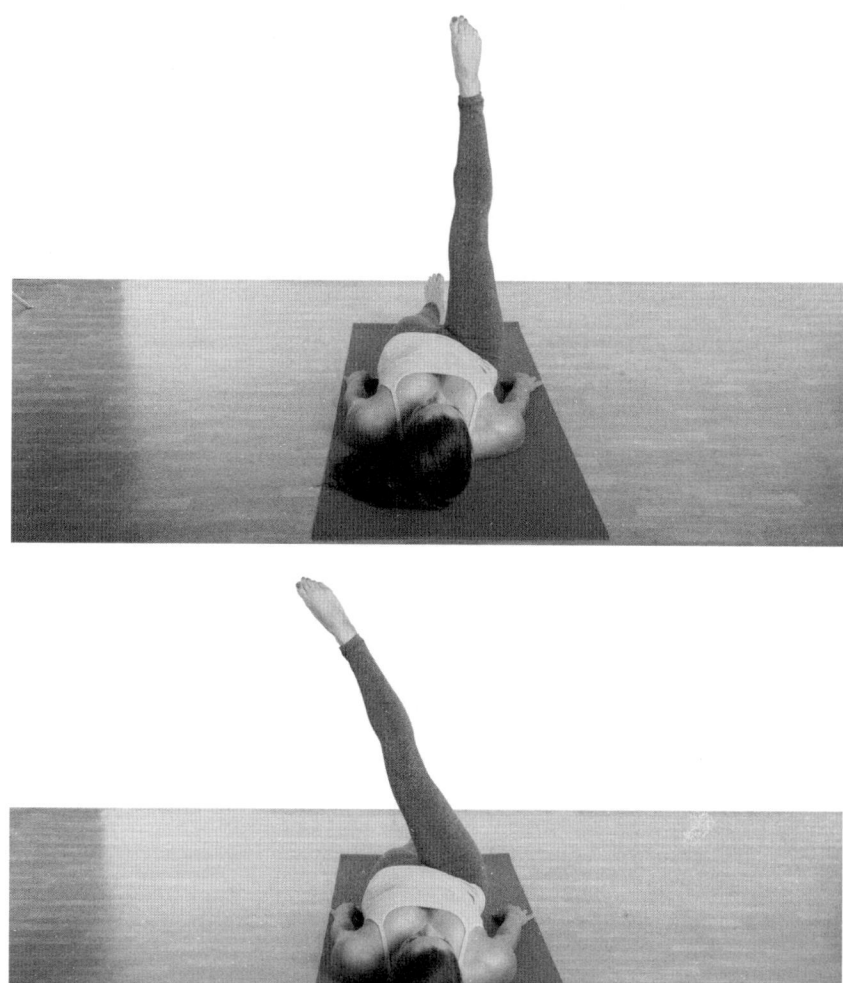

> **Qué tendrías que notar:** contracción en los músculos abdominales inferiores y en los flexores de la cadera.

ENROLLAMIENTO (*ROLL UP*)

El músculo psoas y sus colaboradores te ayudan a levantarte de una posición tumbada o sentada sobre el suelo. El enrollamiento (*roll up*) fortalece los músculos abdominales mientras hace intervenir a los estabilizadores de la columna junto con los flexores de la cadera para mejorar la fortaleza funcional.

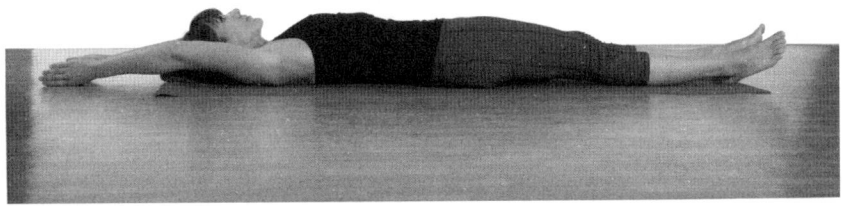

Posición de inicio: echado en el suelo, con los brazos estirados junto a las orejas y los dedos de los pies apuntando hacia arriba.

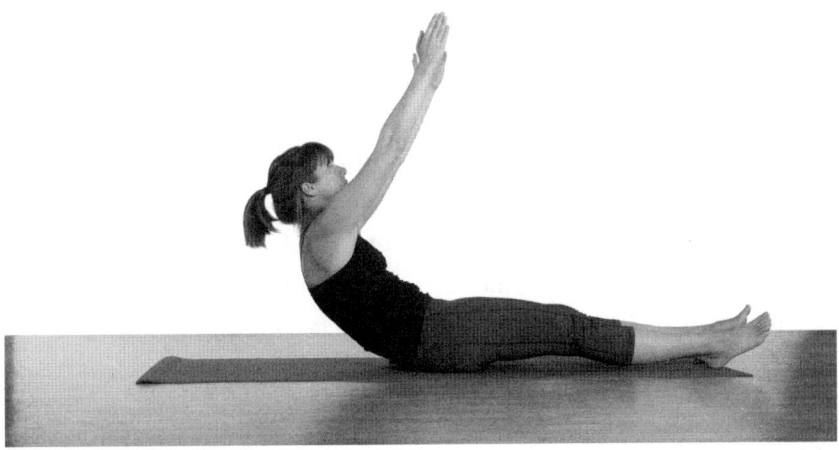

1. Contrae los músculos abdominales y retrae la caja torácica mientras exhalas el aire, eleva los brazos y luego los hombros articulando cada una de las vértebras según vas llegando a una posición sentada con los brazos paralelos al suelo.

PSOAS Fuerza y flexibilidad

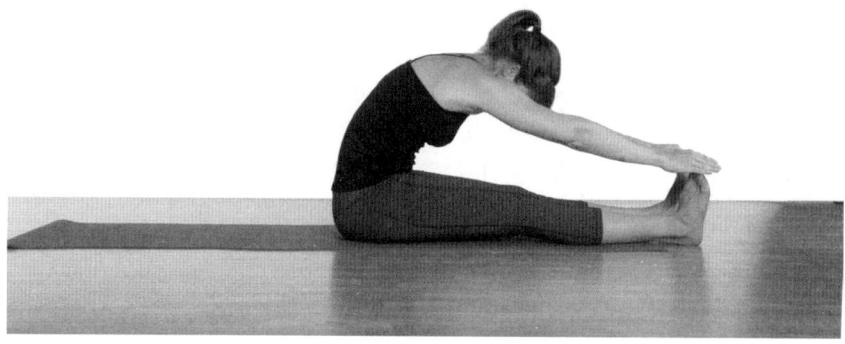

2 Continúa doblándote hacia delante conforme flexionas los pies y te acercas a ellos; tócalos si te es posible. Mantén la posición un momento, y luego vuelve a la posición de inicio.

Repite diez veces.

> **Qué tendrías que notar:** contracción suave en los músculos abdominales.

TIRÓN DE CUELLO

Este ejercicio puede parecer un tanto doloroso, pero se trata de un movimiento suave que fortalece los músculos abdominales, los estabilizadores de la columna y los flexores y los extensores de la cadera. Es un poco más difícil que el enrollamiento (*roll up*) (página 103) porque en este tienes las manos detrás de la cabeza.

Posición de inicio: echado en el suelo, con las manos bajo la cabeza. No entrelaces los dedos; en lugar de eso pon las manos una encima de la otra.

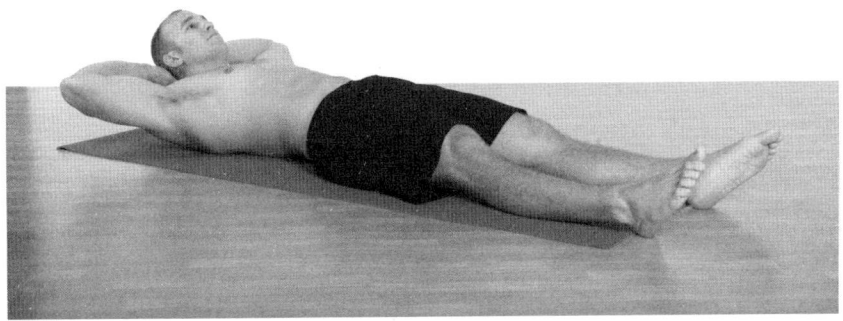

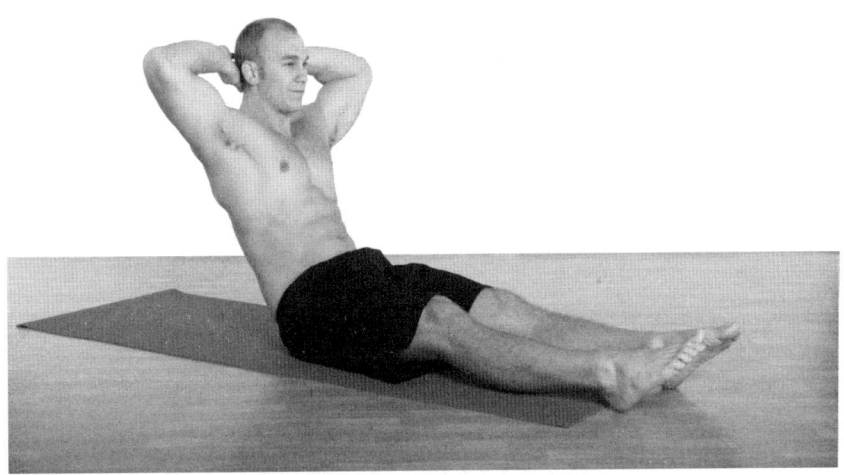

1-2 Levanta la cabeza, el cuello, el pecho y toda la parte superior del cuerpo, manteniendo los codos bien separados. Las manos deben apoyar la cabeza y el cuello, no tirar de ellos. Sigue levantando la parte superior del cuerpo hasta que te quedes sentado verticalmente.

3 Exhala el aire y mete el ombligo hacia la espalda, dóblate hacia delante, deja que la columna se redondee y que la barbilla baje hacia el pecho.

4 Elévate a una posición sentada vertical y luego redondea la espalda conforme vas bajando el cuerpo hacia el suelo, vértebra a vértebra.

PSOAS Fuerza y flexibilidad

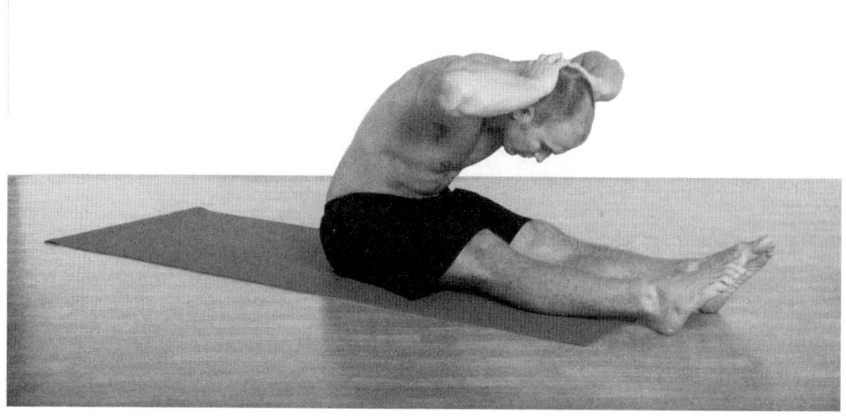

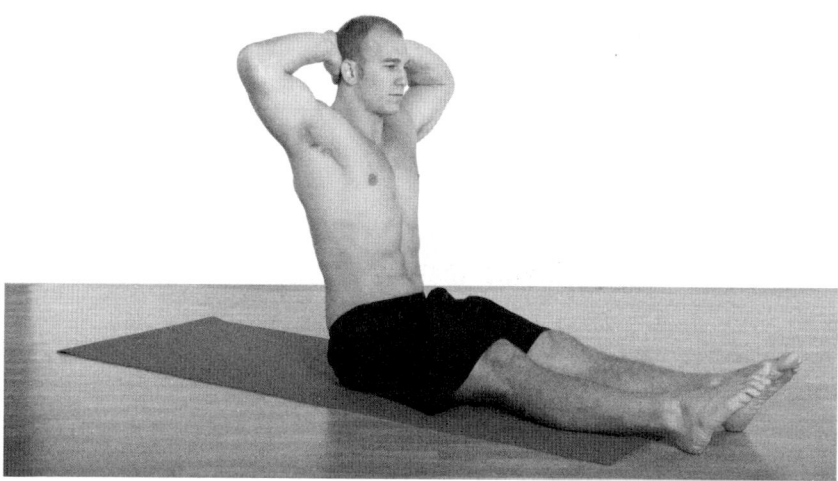

Repítelo diez veces respirando profundamente todo el tiempo.

> **Qué tendrías que notar:** contracción suave en los músculos abdominales y estiramiento ligero en los tendones de las corvas cuando te inclinas hacia delante.

EL CIEN

Cuando la mayor parte de la gente piensa en pilates, este es el primer ejercicio que le viene a la cabeza, y por una buena razón. Pone en marcha la sala de máquinas y fortalece todo el cuerpo, sobre todo los músculos abdominales y los flexores de la cadera.

Si sientes tensos la cabeza y el cuello, utiliza un cojín donde apoyarlos en lugar de dejar que lo hagan en el suelo.

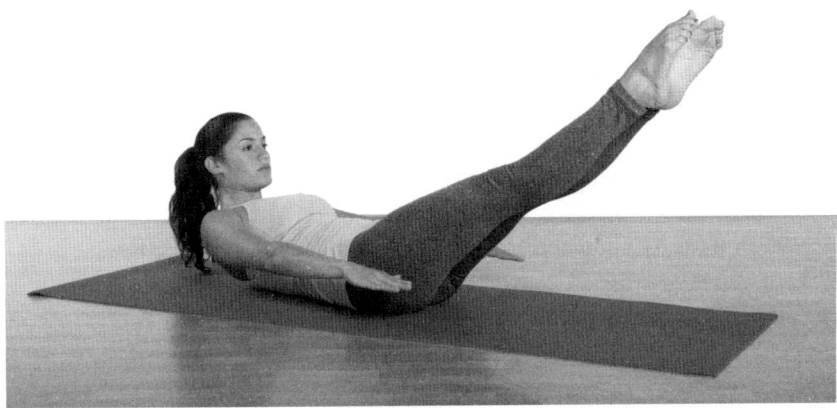

Posición de inicio: echado de espaldas, con los brazos a los lados. Levanta las piernas hasta que formen un ángulo de 45 grados con el suelo, gira los dedos de los pies ligeramente y encógelos. Mete el ombligo hacia la espalda y pliega la caja torácica conforme levantas la cabeza, el cuello y los hombros del suelo. Levanta los brazos unos diez o quince centímetros del suelo.

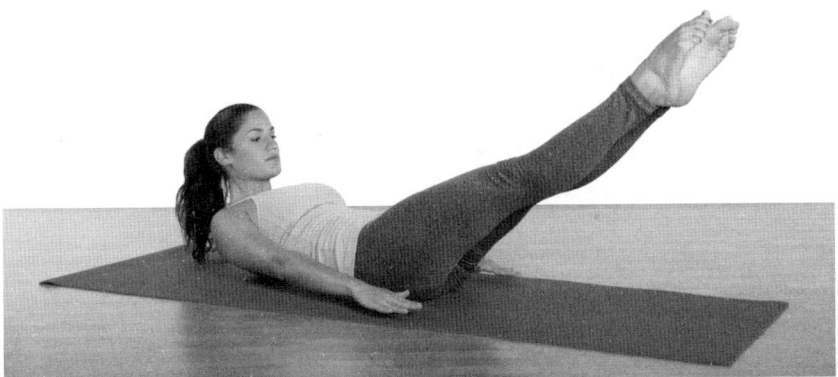

PSOAS Fuerza y flexibilidad

1-2 Mientras respiras uniformemente, sube y baja los brazos rápidamente en movimientos pequeños hasta contar 100.

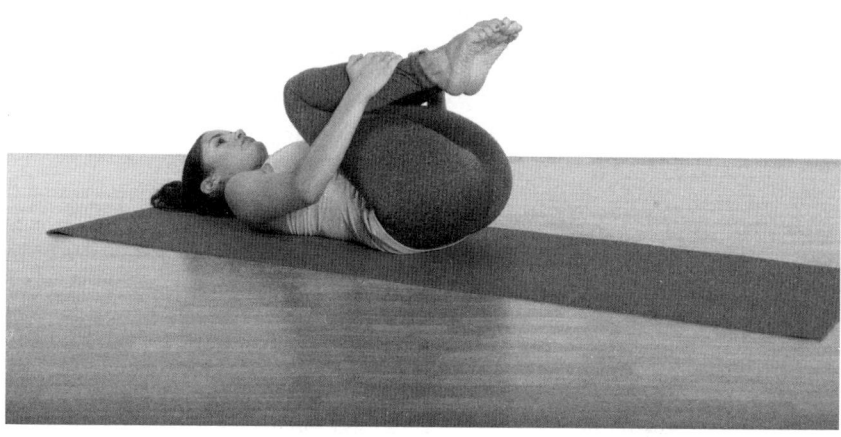

3 Acerca las rodillas al pecho y abrázalas con los brazos. Relaja la cabeza sobre el suelo (o cojín).

> **Qué tendrías que notar:** contracción intensa en los músculos abdominales y sensación de calentamiento por todo el abdomen.

ESTIRAMIENTO CON UNA PIERNA DOBLADA

Es difícil mantener la estabilidad del abdomen durante este ejercicio, que requiere que los flexores de la cadera y los estabilizadores de la columna impidan que se mueva el tronco mientras doblas las piernas y las estiras rápidamente. Asegúrate de mantener tenso el abdomen a lo largo de todo el movimiento y de que las piernas queden dentro de los límites de tu cuerpo.

Posición de inicio: echado de espaldas, con los brazos a los lados y las piernas planas sobre el suelo, los dedos de los pies encogidos y hacia delante.

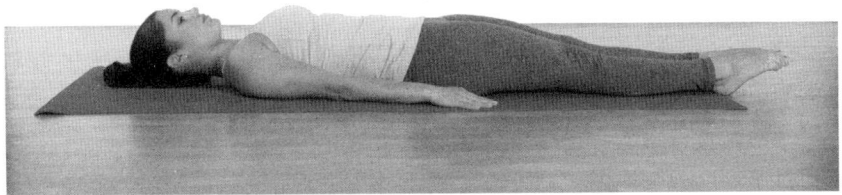

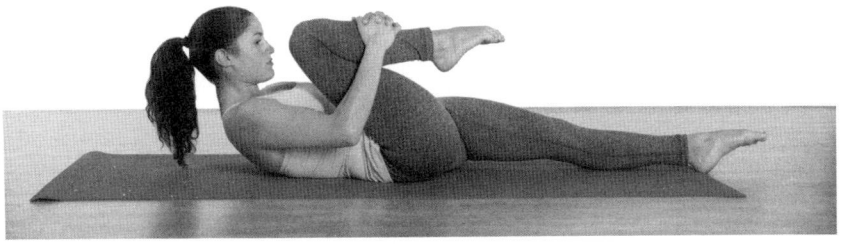

1. Mete el ombligo hacia la espalda y eleva la caja torácica mientras levantas la cabeza y los hombros. Acerca una rodilla al pecho mientras mantienes la otra pegada al suelo. Agarra la pierna doblada con ambas manos entre el tobillo y la rodilla y tira suavemente de ella.

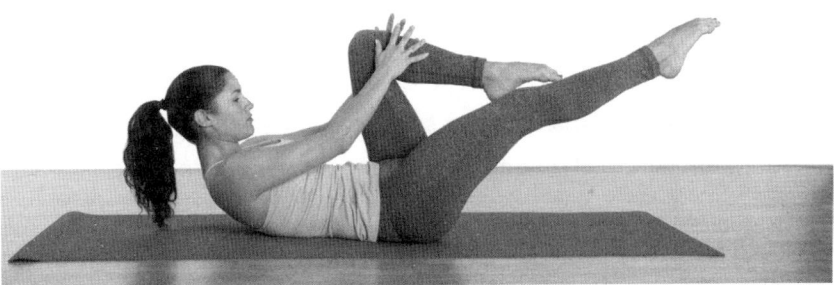

2. Suelta el agarre y simultáneamente haz que vuelva la pierna al suelo mientras acercas la rodilla opuesta hacia el pecho.

Respira uniformemente conforme completas un total de diez flexiones y extensiones de rodilla.

> **QUÉ TENDRÍAS QUE NOTAR:** estiramiento suave en los flexores de la cadera y en los músculos glúteos y contracción suave en los abdominales.

PSOAS Fuerza y flexibilidad

ESTIRAMIENTO CON UNA PIERNA RECTA

Este ejercicio es parecido al estiramiento con una pierna doblada (página 108), pero se realiza con las piernas rectas y proporciona una dificultad aún mayor al abdomen. Asegúrate de que liberas toda tensión que se forme en el cuello y los hombros conforme hagas este movimiento.

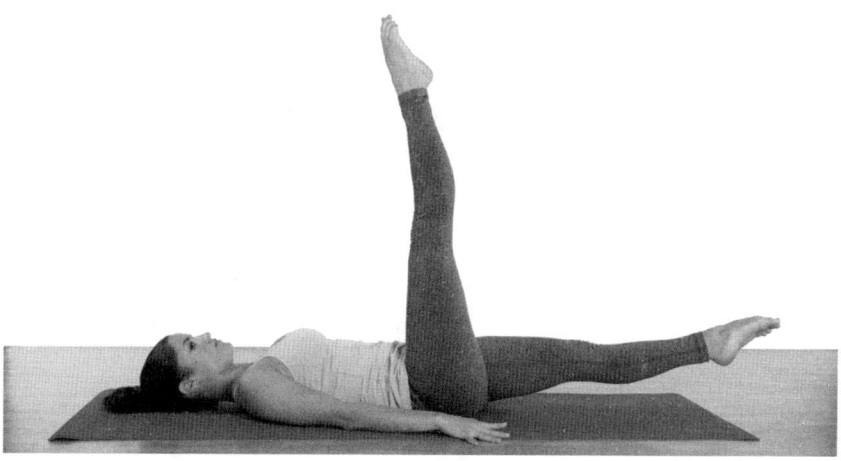

POSICIÓN DE INICIO: echado de espaldas, levanta una pierna hacia el techo. Deja que la pierna opuesta se mantenga a unos pocos centímetros del suelo. Mete el ombligo hacia la espalda y pon las costillas hacia dentro.

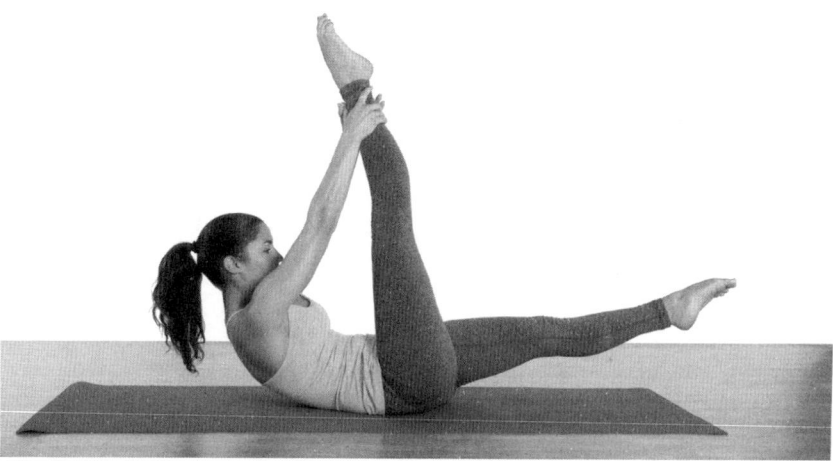

1 Levanta la cabeza y los hombros del suelo y agarra muslo, la pantorrilla o el tobillo con ambas manos, tirando suavemente de la pierna hacia el pecho. Asegúrate de mantener las dos piernas rectas y firmes a lo largo de este ejercicio.

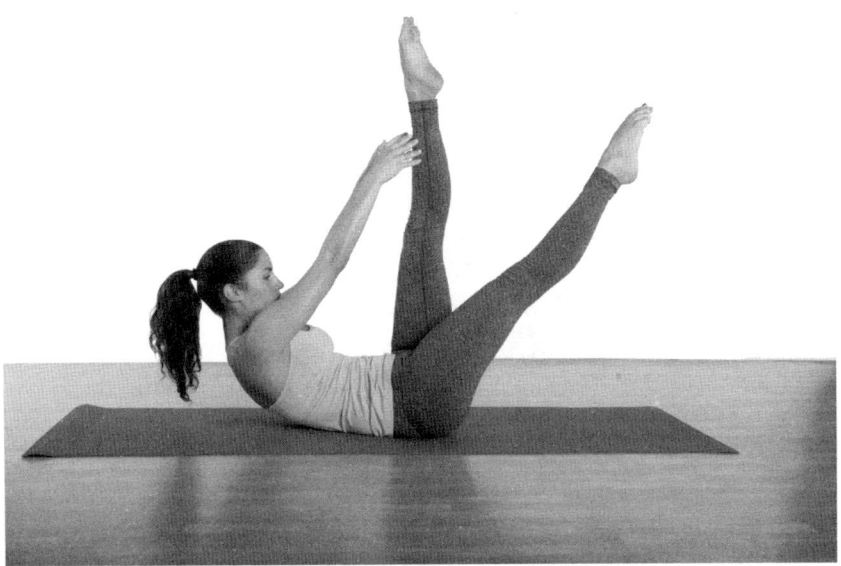

2 Cambia de pierna, bajando la primera casi hasta el suelo y acercando la segunda hacia el pecho.

Repite despacio cinco veces y rápidamente diez veces.

> **Qué tendrías que notar:** estiramiento suave en los flexores de la cadera y contracción moderada en los músculos abdominales.

PSOAS Fuerza y flexibilidad

ESTIRAMIENTO CON LAS DOS PIERNAS

Si quieres poner a prueba de verdad los abdominales y los flexores de la cadera, inténtalo con el estiramiento con las dos piernas. En la parte más extendida del movimiento el psoas mantiene una contracción isométrica para dejar las piernas levantadas y luego se contrae concéntricamente cuando vuelves a ponerlas en la posición de inicio.

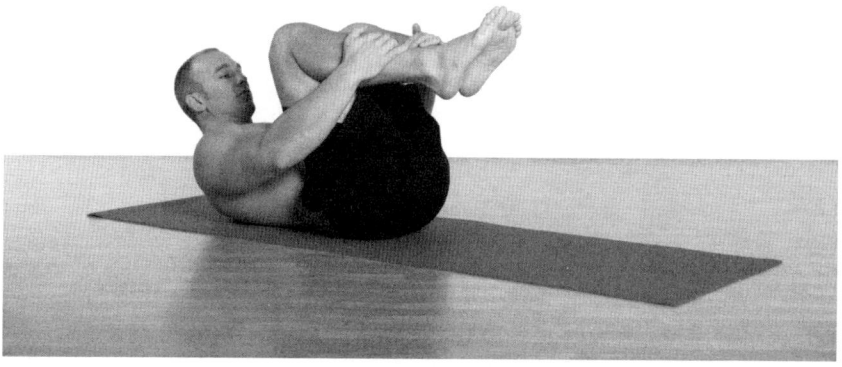

Posición de inicio: echado de espaldas, con la cabeza y los hombros levantados y las rodillas hacia el pecho, las manos agarran los tobillos o las espinillas.

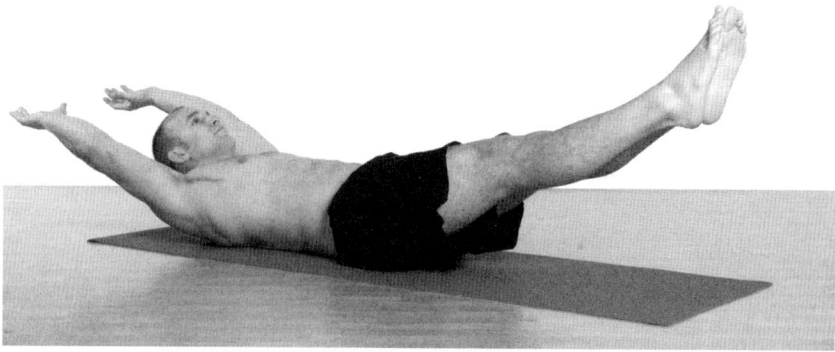

1 Despacio y controlando, utiliza la sala de máquinas para estirar las piernas hasta que se eleven del suelo en un ángulo de 45 grados. Estira los brazos sobre la cabeza y tras ella, o deja que se estiren hacia los pies. No permitas que la espalda se arquee durante esta parte baja.

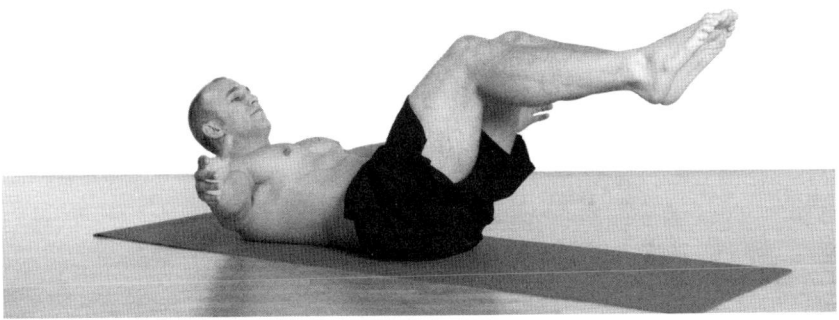

2 Utiliza el abdomen para acercar las rodillas otra vez al pecho y agarra las pantorrillas de nuevo con las manos.

Repítelo diez veces.

> **Qué tendrías que notar:** estiramiento fuerte en los músculos abdominales y contracción suave y estiramiento en los flexores de la cadera.

EL BROMISTA

Este ejercicio es más eficaz cuando los músculos abdominales son lo bastante fuertes para realizarlo en buena forma. Cuando se practica apropiadamente, fortalece los músculos abdominales y los flexores de la cadera. Si todavía no estás preparado para hacer un Bromista completo, fortalécete con la postura del barco del yoga (página 83).

Posición de inicio: apoya la parte baja de la espalda en el suelo, con las piernas estiradas y levantadas en un ángulo de 60 grados. Mantén el abdomen contraído y los brazos estirados hacia el techo sobre la cabeza.

1 Levanta el torso y los brazos de manera que el torso y las piernas adopten forma de V y los brazos estén paralelos a las piernas. Mantén la posición contando hasta 1.

PSOAS Fuerza y flexibilidad

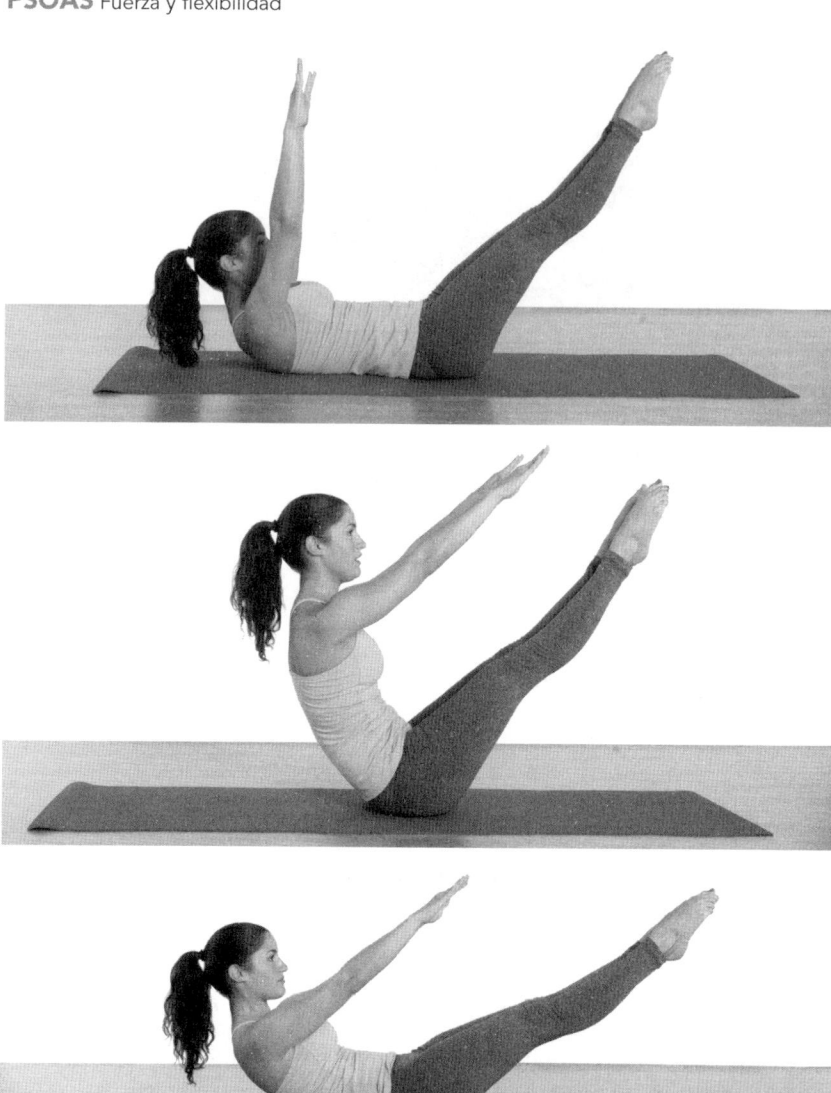

2 Baja a la posición de inicio.

Repítelo cinco veces.

> **Qué tendrías que notar:** contracción fuerte en los músculos abdominales.

MECEDORA CON PIERNAS ABIERTAS

Este ejercicio es parecido al bromista (página 113). La mecedora con piernas abiertas desarrolla también el equilibrio y la estabilidad meciendo todo el cuerpo mientras se mantiene la postura. Aunque puede parecer más fácil que el bromista porque no requiere que mantengas mucho rato la posición de inicio, no deberías evitar la dificultad de mantenerla.

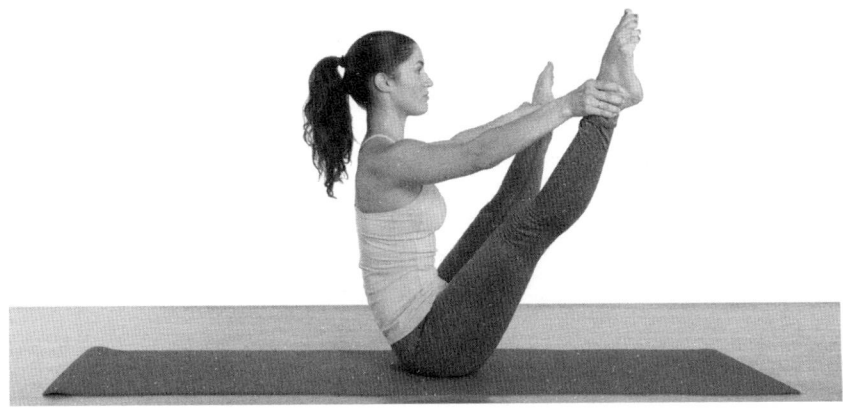

Posición de inicio: empieza con una posición de sentado en V parecida al ejercicio del bromista, pero agarrando los tobillos.

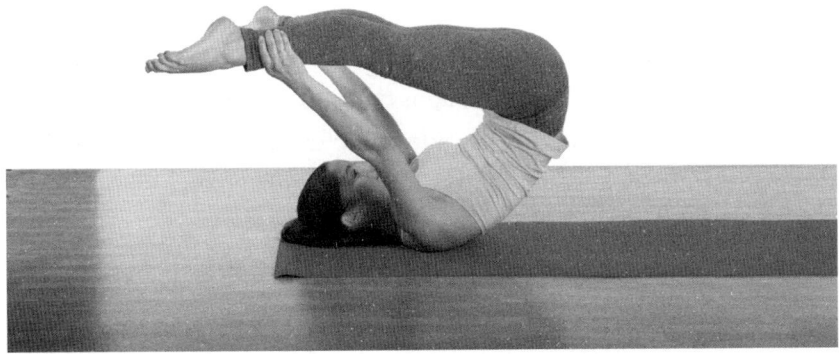

1 Deja que la parte baja de la espalda se redondee ligeramente, échate para atrás y mécete sobre la espalda y los hombros.

PSOAS Fuerza y flexibilidad

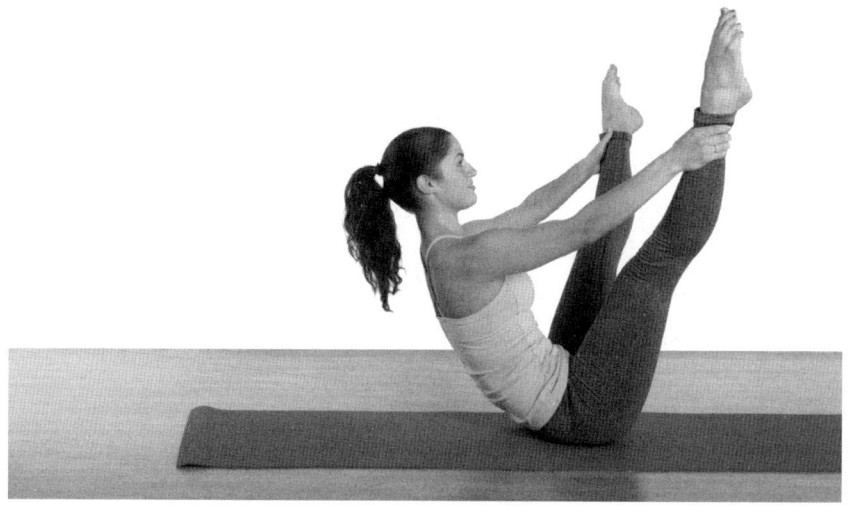

2 Enróllate hasta la posición de inicio.

Repítelo cinco veces.

> Qué tendrías que notar: contracción moderada en los músculos abdominales y masaje suave en la columna conforme ruedas hacia atrás.

LA VUELTA (ROLL OVER)

La vuelta (*roll over*) puede hacerse con las piernas juntas o ligeramente separadas. De las dos maneras tiene como objetivo los músculos abdominales y los flexores de la cadera, incluyendo el psoas. Ten cuidado con este ejercicio si sientes tensión en el cuello o en los hombros.

Posición de inicio: echado de espaldas, con los brazos a los lados, las palmas de las manos apoyadas en el suelo y las piernas levantadas en un ángulo de 60 grados.

Pilates

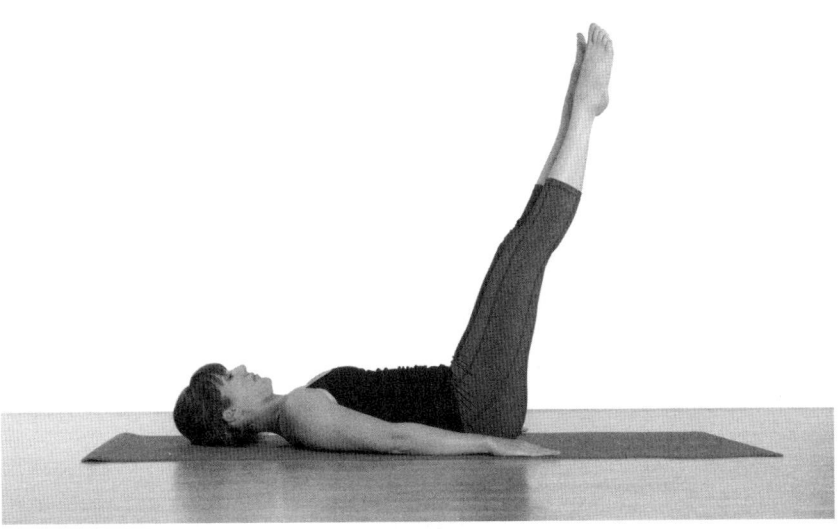

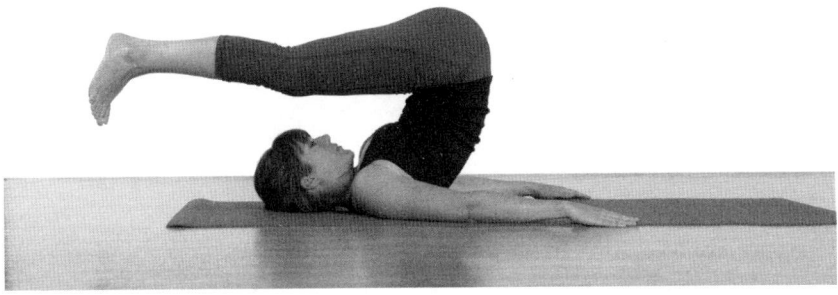

1. Contrae los músculos abdominales y alza las piernas hasta que estén perpendiculares al suelo.

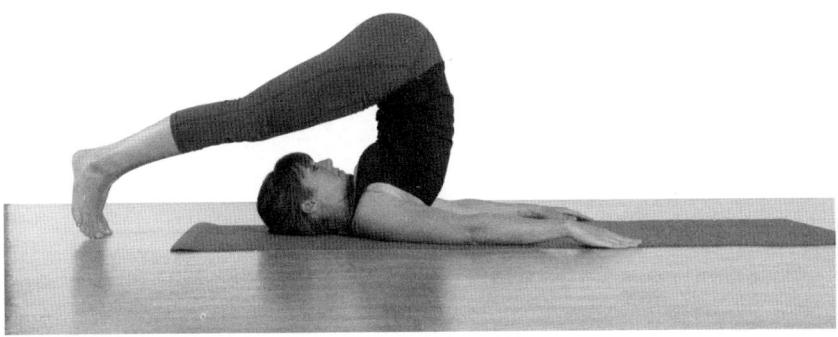

2. Redondea la espalda y sigue moviendo las piernas hacia el espacio detrás de tu cabeza. Las piernas deben estar completamente rectas

PSOAS Fuerza y flexibilidad

a lo largo de todo el movimiento. Si eres lo bastante flexible para hacerlo, deja que los pies lleguen a tocar el suelo tras la cabeza.

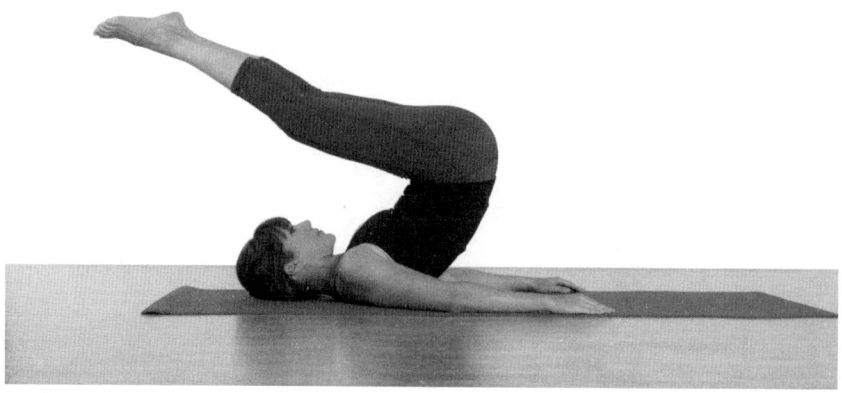

3 Despacio y con control, baja la pelvis hacia el suelo, vértebra a vértebra, hasta que hayas vuelto a la posición de inicio.

Repítelo cinco veces.

Variación: empieza con las piernas muy juntas y luego sepáralas cuando toquen la colchoneta por encima de la cabeza. O bien, empieza con las piernas ligeramente separadas y júntalas cuando estén sobre la cabeza.

> **Qué tendrías que notar:** contracción moderada en los abdominales y los flexores de la cadera y estiramiento suave en los tendones de las corvas.

LA NAVAJA

¡No dejes que el nombre te intimide! La navaja es un potente ejercicio para fortalecer los músculos abdominales, los flexores y los extensores de la cadera. Como pasa con la vuelta (*roll over*) (página 116), ten cuidado si tienes tensión en el cuello o los hombros.

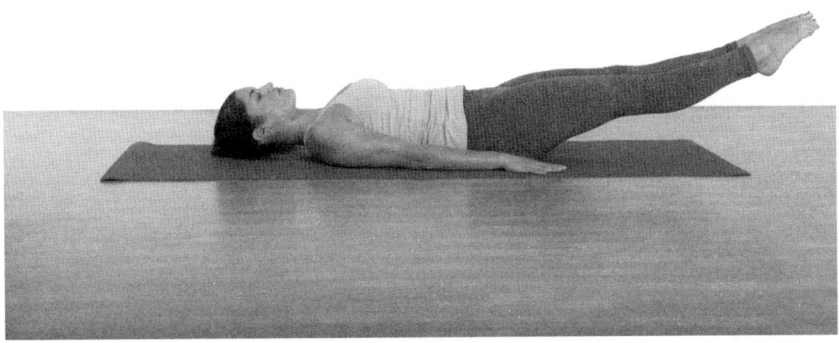

POSICIÓN DE INICIO: echado de espaldas, con los brazos a los lados, las palmas de las manos apoyadas en el suelo y las piernas levantadas en un ángulo de 45 grados.

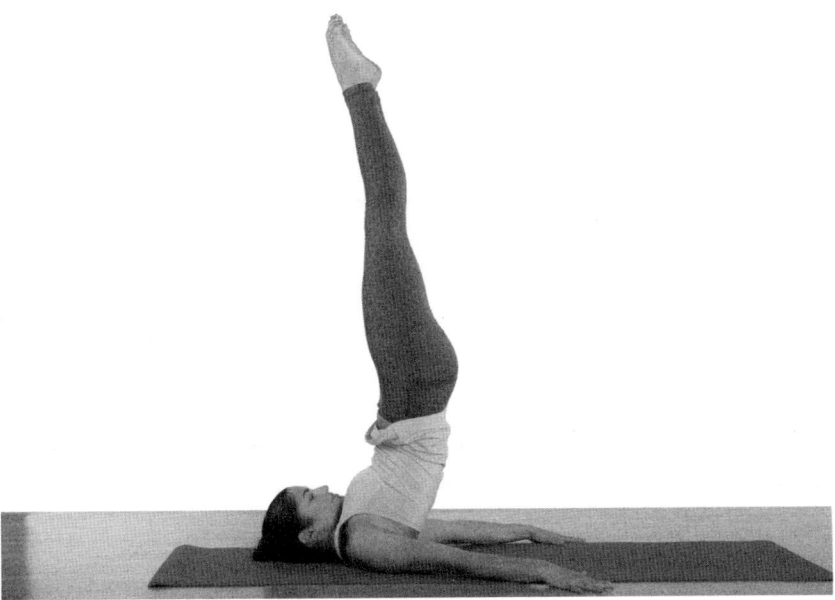

PSOAS Fuerza y flexibilidad

1 Contrae los abdominales y redondea la parte baja de la espalda conforme muevas las piernas hacia el pecho y al final se queden verticales, hacia el techo. Mantenlas rectas y casi perpendiculares al suelo.

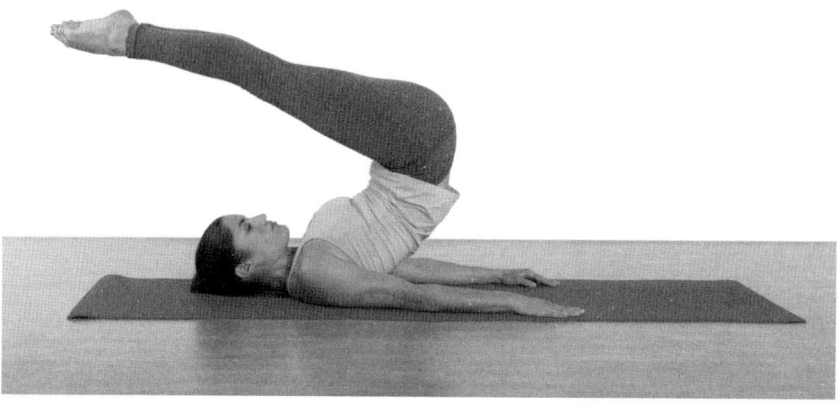

2 Despacio y con control, baja la pelvis hacia el suelo vértebra a vértebra.

Repítelo cinco veces.

> **Qué tendrías que notar:** contracción moderada en los músculos abdominales y glúteos.

LAS TIJERAS

Este ejercicio estira y a la vez fortalece el músculo psoas. Se parece al estiramiento del psoas inverso, aunque ambas piernas permanecen rectas.

Posición de inicio: echado de espaldas, con las piernas estiradas en el suelo y los brazos apoyados a los lados. Mueve las piernas hacia el pecho, redondea la espalda y levanta la pelvis de la colchoneta. Coloca cuidadosamente las palmas de las manos bajo las caderas. El torso debe formar una línea recta por detrás desde los hombros hasta las caderas. Las piernas han de permanecer rectas y perpendiculares al torso, con los dedos de los pies sobre la cabeza.

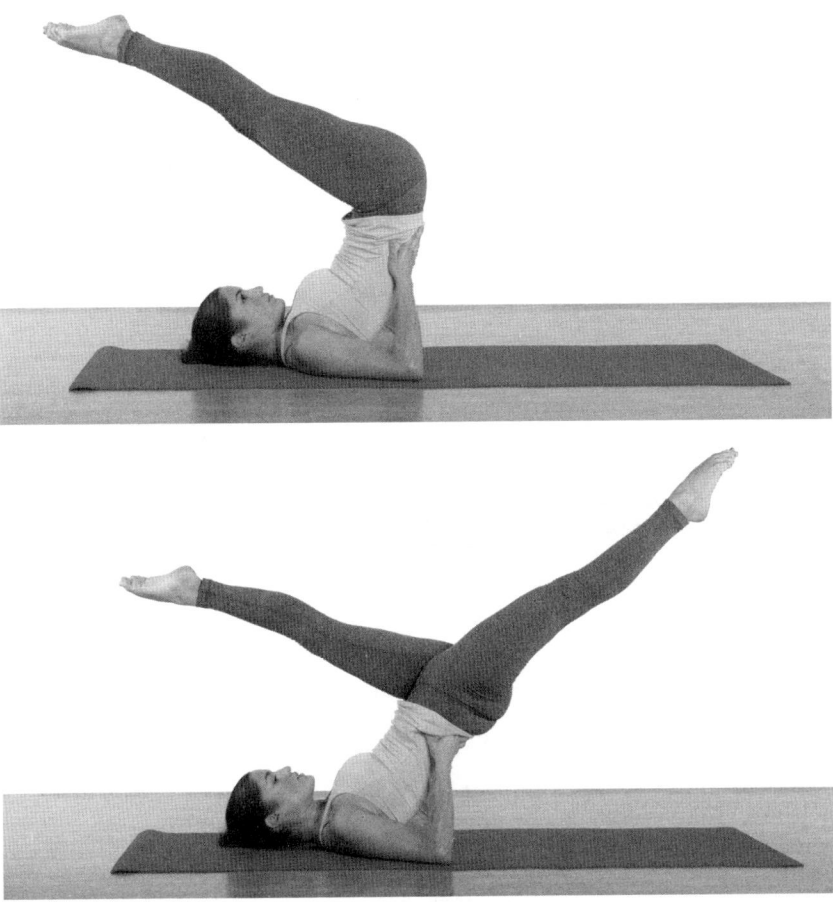

1 Apoya las caderas sobre las manos y baja una pierna hasta que esté alineada con el torso. Cambia de pierna.

Repite despacio el movimiento hasta contar 5 y luego repite rápidamente hasta contar 10.

> **Qué tendrías que notar:** contracción suave alternando entre los tendones de la corva y el cuádriceps conforme cambies de pierna.

PSOAS Fuerza y flexibilidad

TORSIÓN DE COLUMNA

La salud de los músculos rotadores, oblicuos y erectores de la columna, sobre todo, apoyan una función sana del psoas, especialmente a la hora de girar el torso. Como su propio nombre indica, la torsión de columna fomenta la flexibilidad de los músculos rotadores de esta.

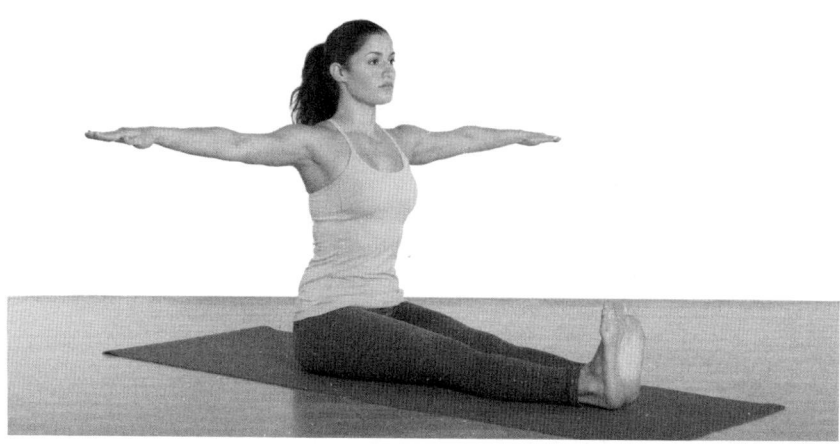

POSICIÓN DE INICIO: sentado en el suelo, con las piernas rectas frente a ti y los pies flexionados hacia arriba. Estira los brazos hacia los lados de forma que queden paralelos al suelo.

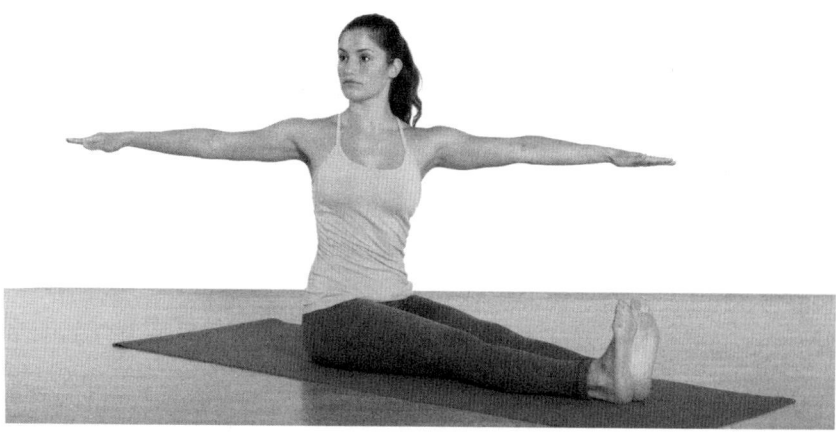

1 Espira el aire conforme giras a la derecha la parte superior del cuerpo, desde el abdomen hasta los hombros. Mantén la posición

momentáneamente y luego gira un poco más. Aspira según destensas la postura.

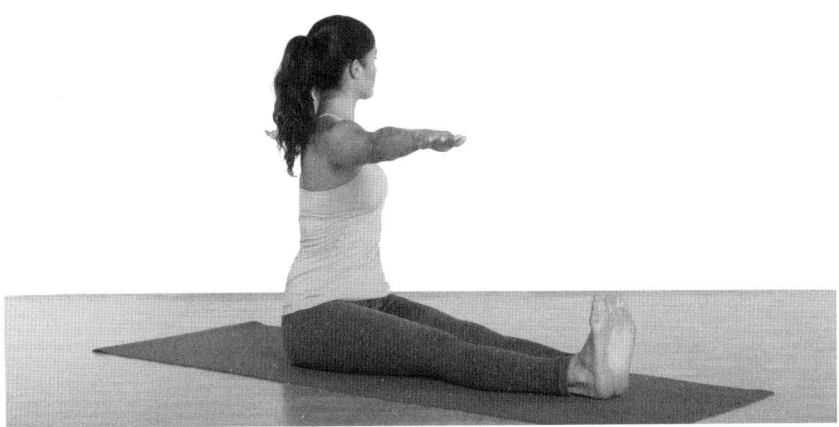

2 Espira el aire y gira hacia la izquierda, mantén un momento y luego gira un poco más.

Repite la secuencia cinco veces.

Variación: la sierra es otro ejercicio de pilates con el que desarrollarás flexibilidad en la columna. Ejecuta los pasos detallados antes, pero en lugar de mantener derecha la parte superior del cuerpo, 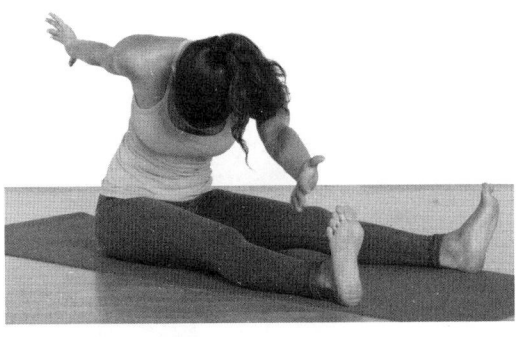 dóblate hacia delante y mueve el brazo izquierdo hacia el dedo gordo del pie derecho. Mantén la postura y luego empuja hacia delante para profundizar el estiramiento. El dedo meñique de la mano debe raspar el dedo pequeño del pie en un movimiento de «serrucho».

Qué tendrías que notar: contracción suave en los músculos abdominales.

PSOAS Fuerza y flexibilidad

EL SACACORCHOS

Una vez que domines el bromista (página 113) y la navaja (página 119), prueba con el sacacorchos para poner en movimiento aún más los flexores de la columna, los de la cadera y los oblicuos internos.

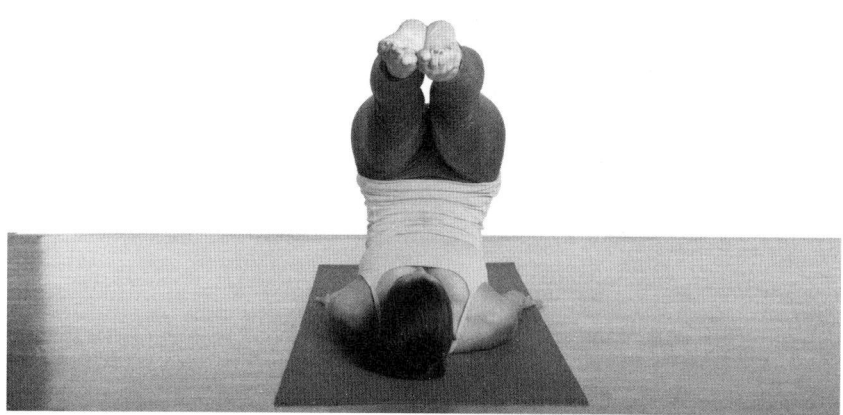

POSICIÓN DE INICIO: echado de espaldas, con las piernas levantadas sobre la cabeza como en el paso 3 de la vuelta (página 116).

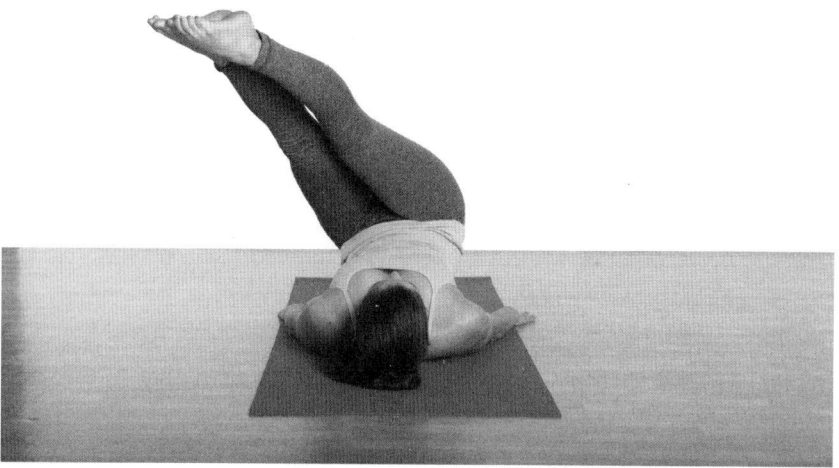

1 Haz bajar las caderas hacia un lado y deja que las piernas se inclinen hacia el mismo lado.

Pilates

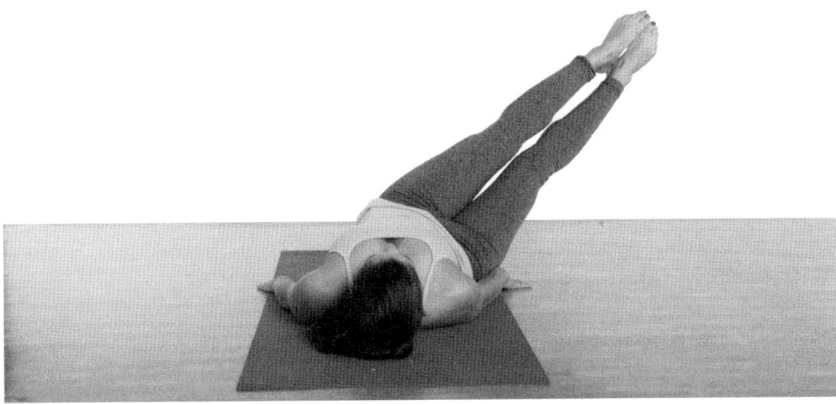

2 Mueve las caderas a una posición neutra, haciendo un círculo con las piernas hacia abajo, sobre la línea central del cuerpo, y luego hacia arriba al lado opuesto hasta que estén perpendiculares al suelo, como si estuvieses dibujando un círculo con los dedos de los pies.

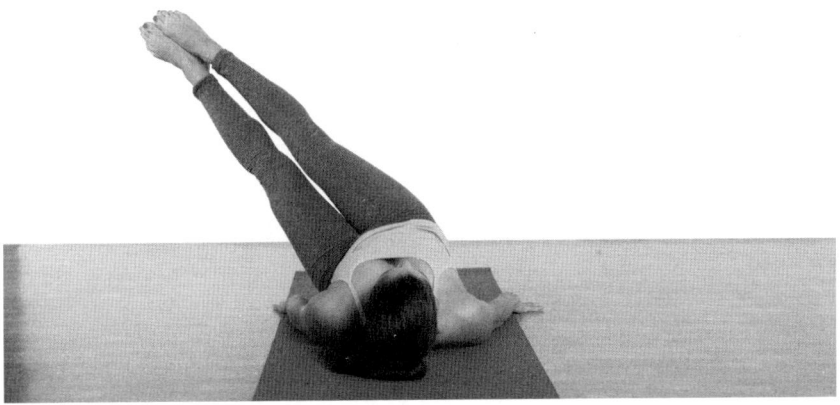

3 Invierte el movimiento, deja que las caderas se muevan al lado opuesto para empezar y luego mueve las piernas hacia abajo, a través y hacia arriba en el otro lado.

Repite la secuencia cinco veces.

> **Qué tendrías que notar:** contracción moderada en los músculos abdominales.

3.ª PARTE: EJERCICIOS DE FUERZA

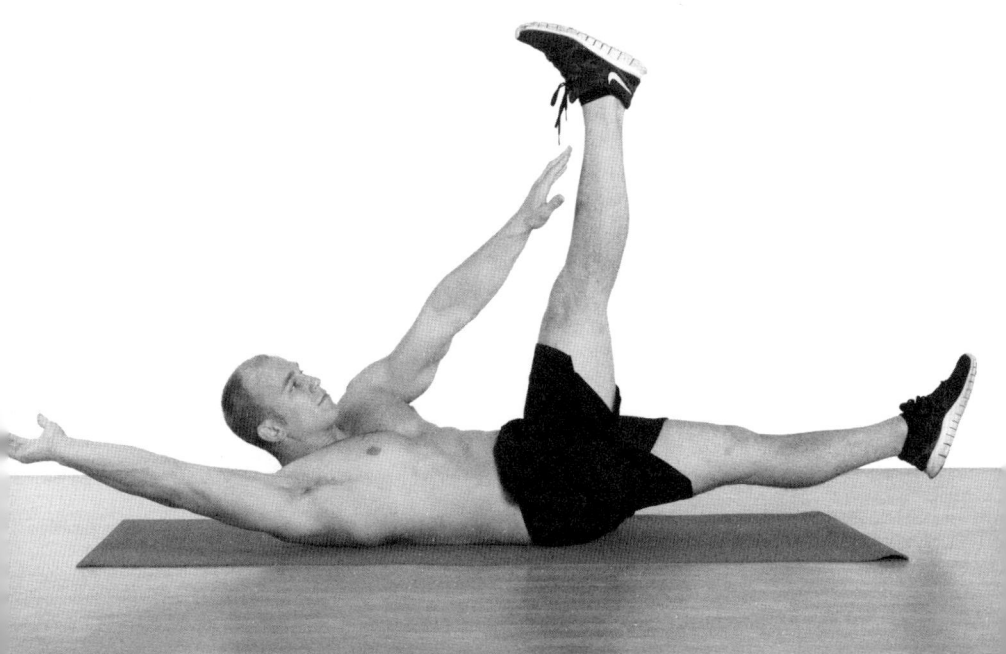

Entrenamiento de la fuerza

El entrenamiento para la resistencia puede tener multitud de formas —ejercicios con el peso corporal, mancuernas, máquinas de levantar pesos, cintas de resistencia...— y sirven para muchos propósitos distintos. La razón de seguir un programa de entrenamiento de resistencia periódico para el músculo psoas es lograr fuerza y estabilidad en todos los músculos abdominales, los flexores de la cadera, la parte baja de la espalda y los músculos glúteos. El enfoque holístico habilita una amplitud de movimiento óptima, evita los desequilibrios musculares y reduce el riesgo de lesiones.

Hacerlo periódicamente implica empezar con poca carga, o ninguna, en un entorno inestable para desarrollar la propiocepción antes de aumentar poco a poco la carga y de alterar sistemáticamente otras variables profundas con el tiempo. Un entrenador personal te ayudará a desarrollar programas específicos que encajen con tus necesidades y que garanticen que mantienes la forma correcta en todos los movimientos. No te metas precipitadamente en un programa de entrenamiento de la fuerza sin adaptarte a los movimientos de un modo gradual, sin haber dominado la forma correcta y dejando que sea el cuerpo (no el reloj, ni el machismo) el que dicte tu entrenamiento.

Ppropiocepción: autorregulación de la postura y del movimiento como respuesta a estímulos que surgen en el cuerpo respecto a la posición, el movimiento y el equilibrio.

EJERCICIOS ABDOMINALES

Cada vez que realizas ejercicios abdominales, tu psoas entra en acción. Tanto si practicas contracciones (*crunches*) como levantamiento de piernas, el trabajo que tiene el psoas es el de acercar el tronco a la parte alta de los muslos, o los muslos hacia el tronco.

Por consiguiente, los ejercicios de fortaleza abdominal requieren que estires el psoas adecuadamente después de cada sesión que realices. Consulta la página 53 para ver los estiramientos estáticos que puedes realizar siguiendo estos ejercicios abdominales.

SENTADILLA EN V SOBRE SILLA

Si eres novato en esto del entrenamiento de la fortaleza abdominal, o no tienes costumbre de saber cómo se siente eso de contraer el músculo psoas, este sencillo y relativamente fácil ejercicio es un buen punto de partida. Implica contracción isométrica, lo que significa que no estarás ni levantando ni bajando, sino manteniendo una posición estática. También puedes utilizar un banco para realizar este ejercicio.

Posición de inicio: sentado en el borde de una silla, de manera que los huesos de la cadera estén completamente apoyados, pero que haya cierta distancia entre tu cuerpo y el respaldo de la silla. Estira completamente las piernas frente a ti, con los pies apoyados en el suelo.

Entrenamiento de la fuerza

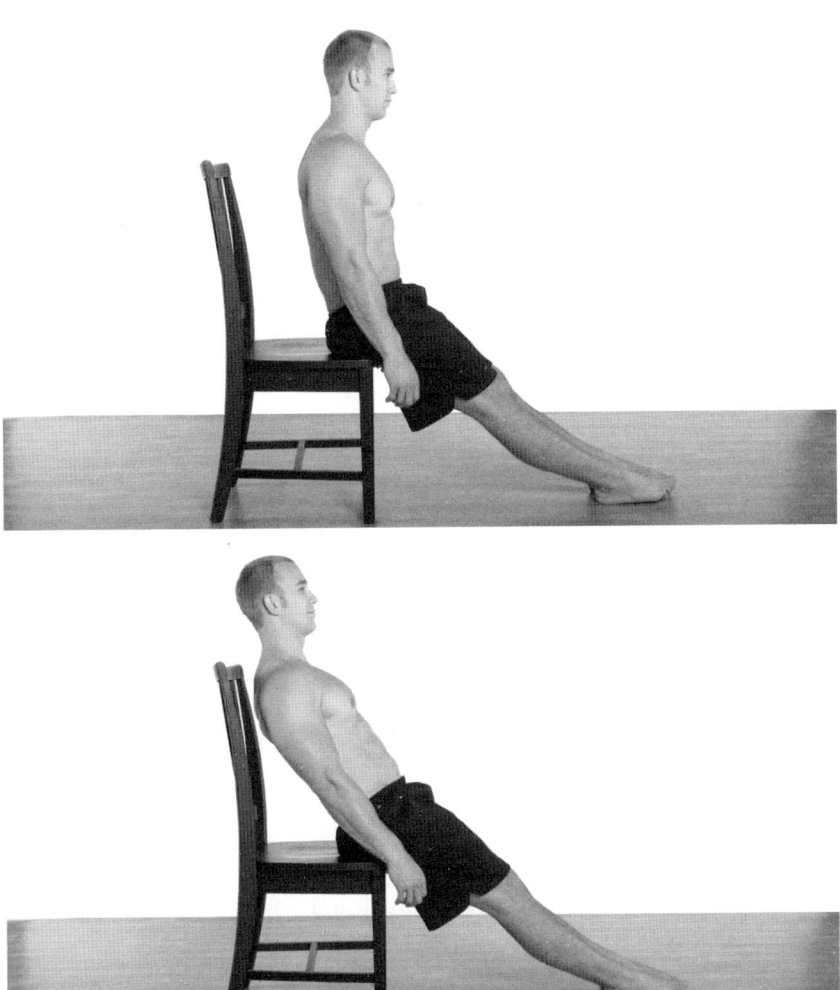

1 Contrae los músculos abdominales y échate para atrás manteniendo recta la espalda. Empezarás a sentir que el psoas se contrae. Mantén hasta contar 10.

Vuelve a la posición de inicio.
Repite de tres a cinco veces.

QUÉ TENDRÍAS QUE NOTAR: contracción suave en los músculos abdominales.

PSOAS Fuerza y flexibilidad

LAS TIJERAS

Como su nombre indica, este ejercicio implica mover las piernas como unas tijeras. De esta forma no solamente se pone en marcha el recto abdominal, sino que también requiere que el psoas se contraiga conforme acercas la pierna hacia el pecho. Se diferencia del ejercicio de pilates la tijera (página 120) en que la pelvis permanece en el suelo en este ejercicio, mientras que se eleva al empujar con los brazos en la versión pilates.

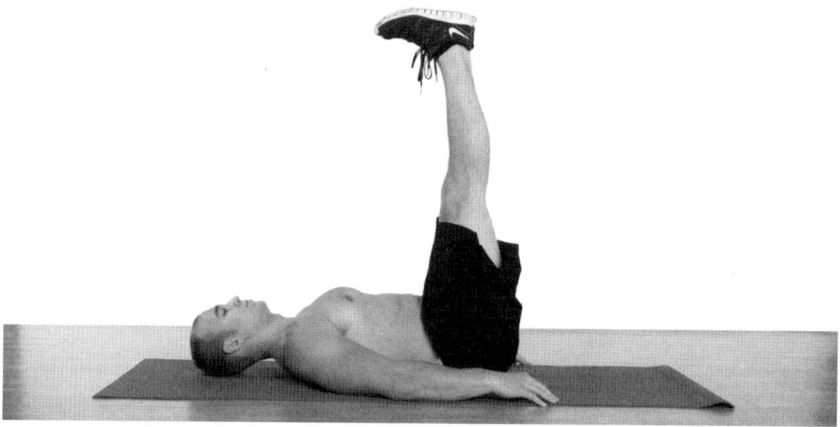

POSICIÓN DE INICIO: echado sobre la espalda, con las piernas estiradas y los brazos apoyados en el suelo a los costados. Contrae los músculos abdominales conforme elevas ambas piernas hacia el techo hasta que estén perpendiculares al suelo.

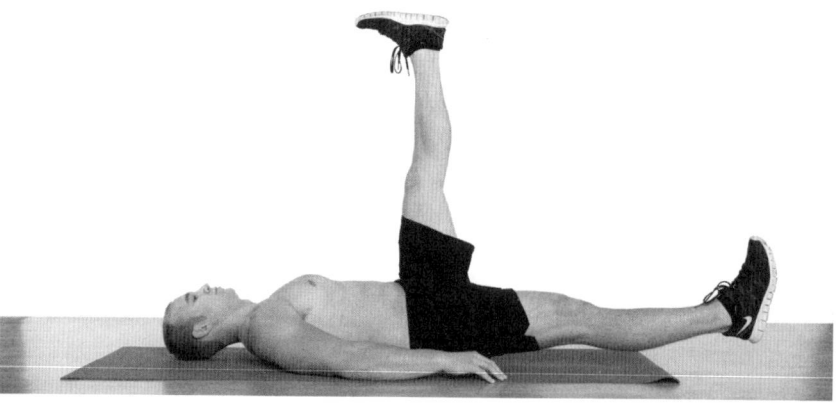

Entrenamiento de la fuerza

1 Asegúrate de que tienes las caderas bien colocadas y que las dos tocan el suelo. Baja despacio una pierna hacia el suelo pero detente a unos tres centímetros de él.

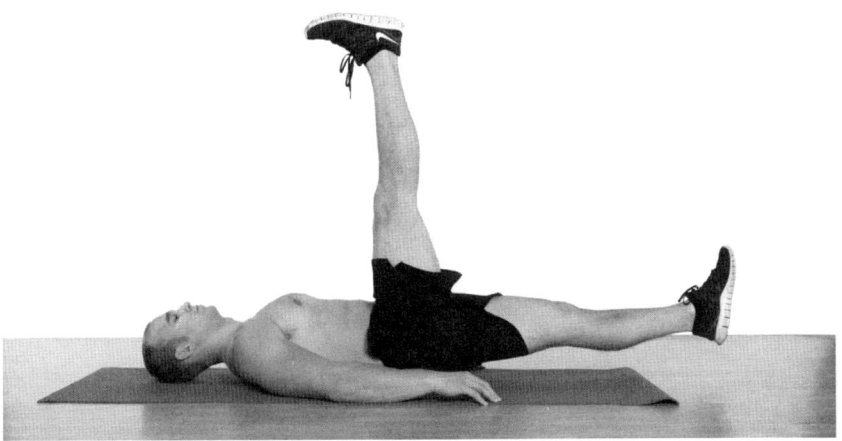

2 Levanta la pierna que hayas bajado.

Repite con la otra pierna; alterna entre las dos hasta contar 10.

> Qué tendrías que notar: contracción en los músculos abdominales.

LA SILLA DEL CAPITÁN

El trabajo principal del psoas es llevar las rodillas hacia el pecho. Este ejercicio aísla el movimiento, haciéndolo más difícil gracias a los efectos de la gravedad.

Posición de inicio: coloca los dos antebrazos sobre la almohadilla del aparato conocido como silla del capitán. Si no tienes acceso a este equipo, siéntate en el borde de un banco. Deja que las piernas cuelguen.

PSOAS Fuerza y flexibilidad

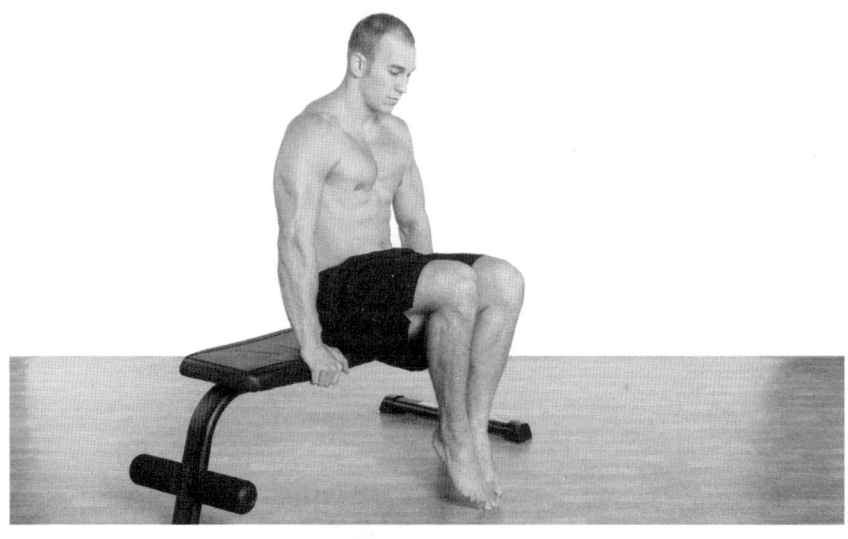

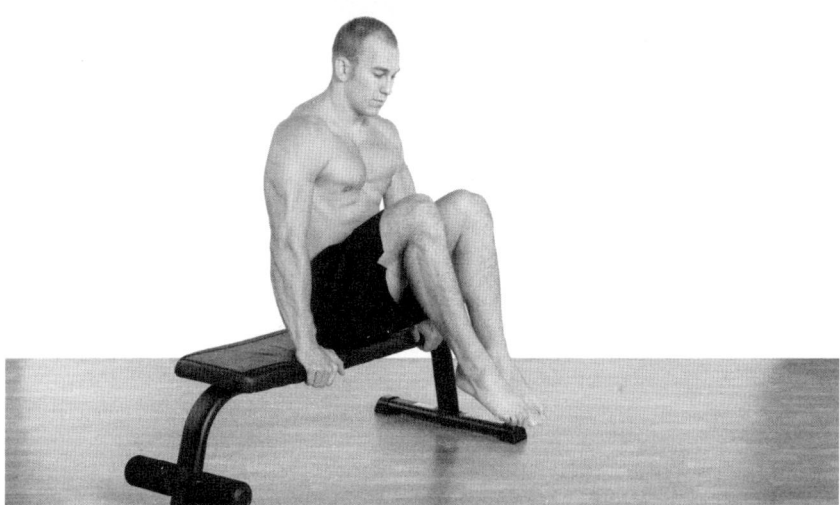

1. Contrae los músculos abdominales conforme acerques las rodillas hacia el pecho hasta que los muslos estén paralelos al suelo. Mantén cinco segundos.

Baja las piernas y repite de diez a quince veces.

> **Qué tendrías que notar:** contracción en los músculos abdominales y en los flexores de la cadera.

> La **ESTABILIDAD ABDOMINAL** se define como la capacidad de controlar la posición y el movimiento del torso para permitir unas óptimas producción, transferencia y control de la fuerza y del movimiento en actividades físicas integradas.

LA TABLA

En este ejercicio isomérico el psoas trabaja para estabilizar la columna. La tabla es un ejercicio abdominal esencial, porque con él se desarrolla la estabilidad del abdomen, una de las razones más importantes para entrenar los abdominales. Resulta más difícil cuando se realiza utilizando los antebrazos y los codos en lugar de las manos, lo que altera el ángulo para hacer más fácil el movimiento y pone en marcha la fuerza de la parte superior del cuerpo para que ayude.

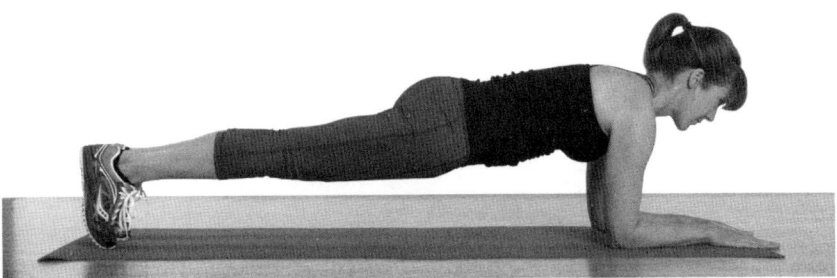

LA POSICIÓN: echado sobre el vientre, con los antebrazos apoyados en el suelo y las manos apuntando hacia delante. Coloca los dedos de los pies sobre el suelo. Contrae los músculos abdominales y aprieta con los brazos para poner todo el cuerpo en una postura recta, como un tablón de madera. Aprieta las nalgas y no dejes que se hundan las caderas. Mantén un minuto, o hasta que la forma recta empiece a ceder o experimentes incomodidad en la parte baja de la espalda.

> **QUÉ TENDRÍAS QUE NOTAR:** contracción en los músculos abdominales, en la parte baja de la espalda y en los flexores de la cadera.

LEVANTAMIENTO DE BRAZO Y PIERNA OPUESTOS

El psoas está implicado en el movimiento del tronco hacia las piernas y participa muy activamente con los músculos abdominales al realizar este difícil ejercicio.

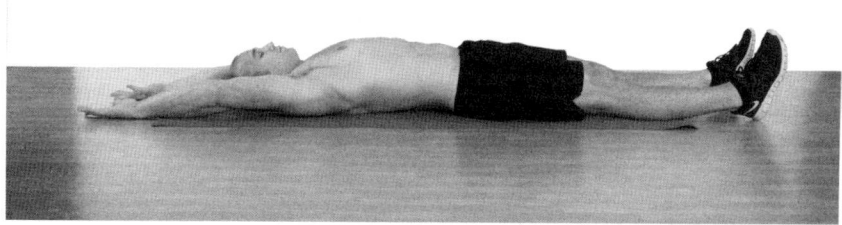

Posición de inicio: echado de espaldas, con los brazos estirados sobre la cabeza y las piernas separadas. Contrae los músculos abdominales, mete el ombligo hacia la espalda y deja que la caja torácica se hunda ligeramente.

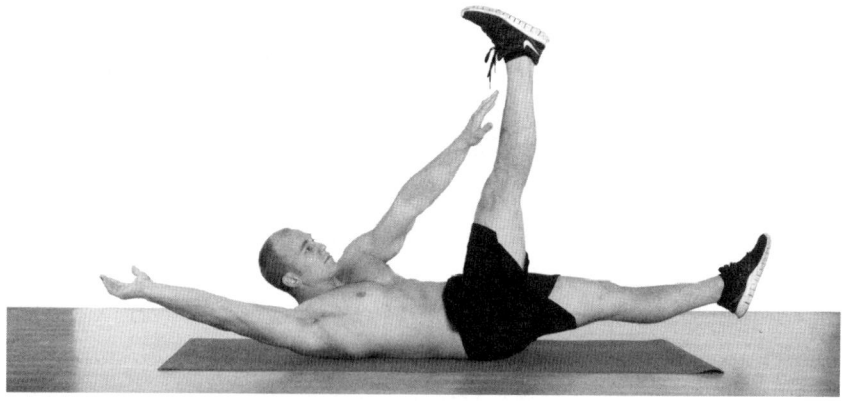

1 Levanta una pierna y el brazo opuesto, completamente estirados. Tócate los dedos de los pies con los de la mano; y si no llegas, toca entonces la pantorrilla.

2 Bájalos y repite cambiando de brazo y de pierna.

Continúa, despacio y controlando, diez veces en cada lado. Para una dificultad mayor, repite diez veces más muy aprisa.

Entrenamiento de la fuerza

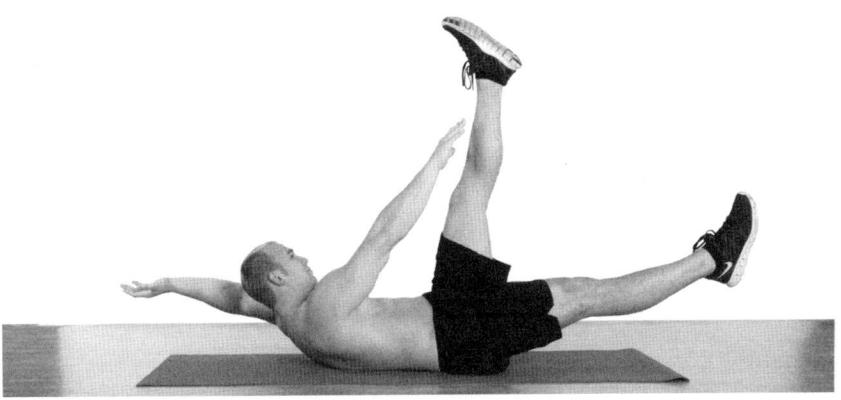

Qué tendrías que notar: contracción en los músculos abdominales.

GIRO RUSO

Como el músculo psoas se extiende alrededor de las caderas, se halla involucrado en la rotación del torso. Durante este movimiento giratorio, el ejercicio hace trabajar el psoas no solamente en contracción isométrica, sino también en la rotación de la columna vertebral.

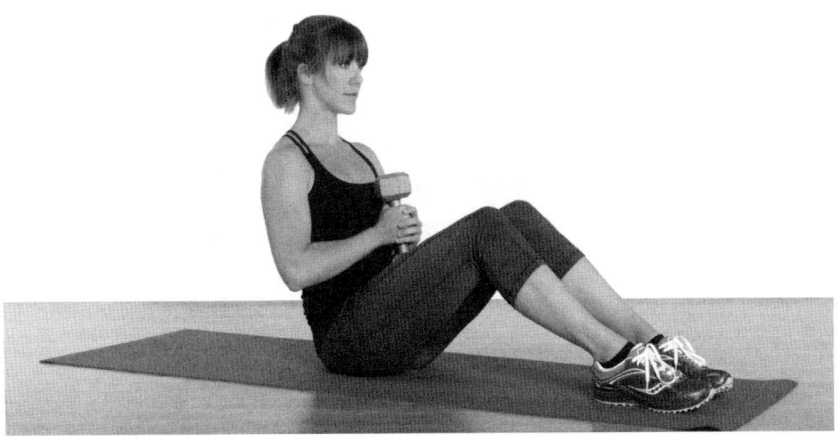

Posición de inicio: sentado sobre el suelo, con las rodillas dobladas y los pies plantados en el suelo frente a ti. Sujeta una mancuerna de peso

137

PSOAS Fuerza y flexibilidad

moderado (5 kilos es un buen punto para empezar) ligeramente por encima de las caderas frente al pecho.

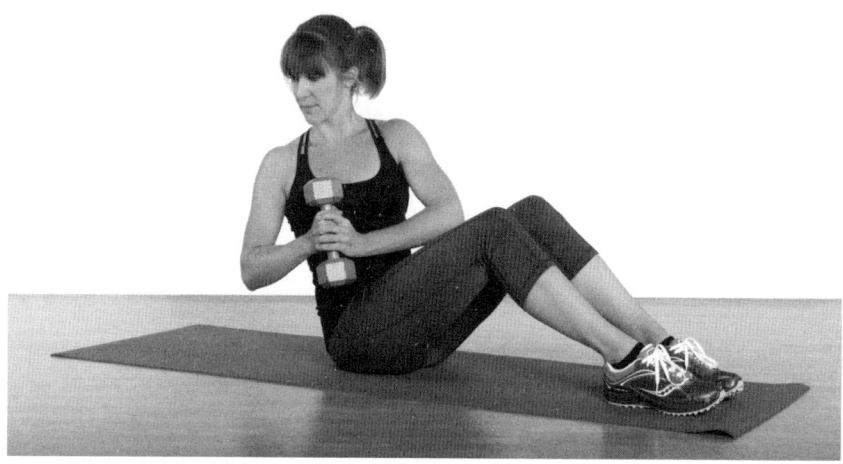

1 Gira el pecho hacia un lado mientras mantienes el peso alineado con los hombros.

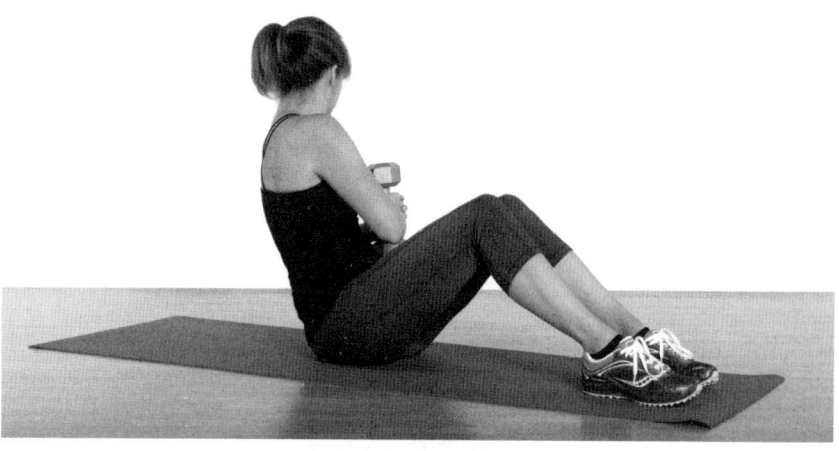

2 Gira hacia el lado opuesto, empezando por los hombros y girando desde el abdomen. Repite 10 veces en cada lado.

> **Qué tendrías que notar:** contracción en los músculos abdominales.

EJERCICIOS PARA LAS VÉRTEBRAS LUMBARES

Fortalecer la parte baja de la espalda es parte esencial del desarrollo de un abdomen equilibrado, en el que el músculo psoas desempeña un papel fundamental como estabilizador dinámico.

POSTURA DEL GATO-VACA

Estira y fortalece el erector de la columna con este sencillísimo movimiento de yoga.

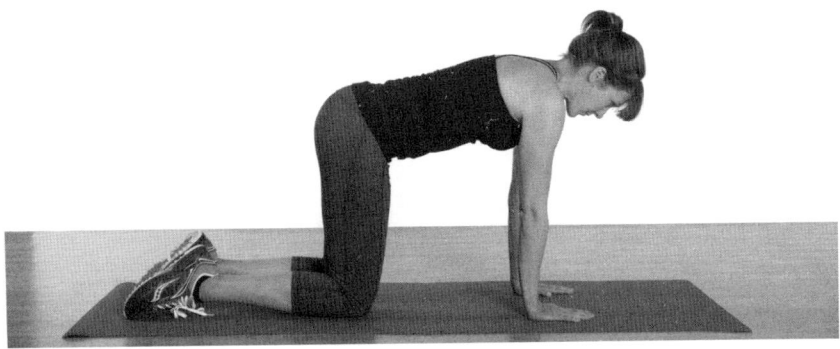

Posición de inicio: arrodillado, con las manos directamente bajo los hombros y las rodillas justo bajo las caderas. Mantén la columna neutra.

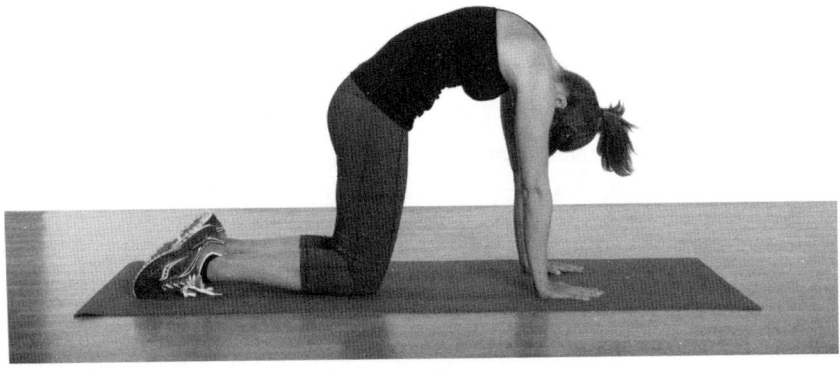

1 Expulsa el aire conforme redondeas la columna hacia el techo y dejas que la cabeza se relaje hacia el suelo.

PSOAS Fuerza y flexibilidad

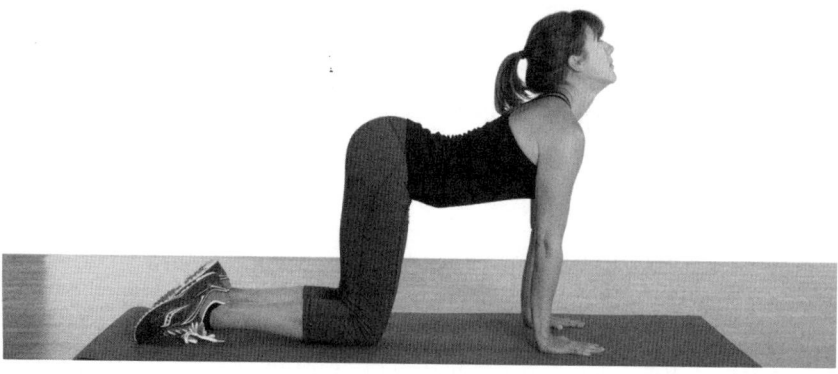

2. Toma aire y baja el vientre hacia el suelo, arquea la espalda suavemente y mira hacia el techo.

Repítelo varios ciclos de respiración.

> QUÉ TENDRÍAS QUE NOTAR: estiramiento suave y contracción en los músculos abdominales y en la parte baja de la espalda.

EL SUPERMAN

Los músculos erectores de la columna, un grupo de músculos que trabajan para estirar y sobreestirar la espalda, tiene un papel decisivo a la hora de mantener la postura adecuada. Este ejercicio ayuda a fortalecer los erectores de la columna y a equilibrar los fuertes músculos abdominales y los flexores de la cadera.

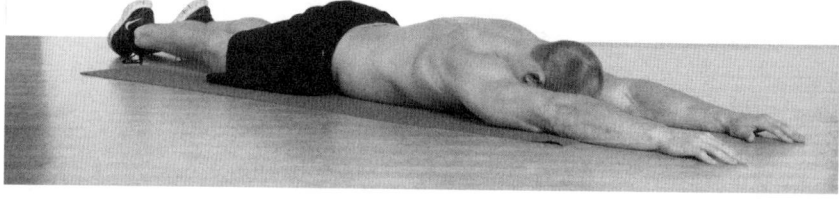

POSICIÓN DE INICIO: echado sobre el vientre, con los brazos estirados junto a las orejas.

Entrenamiento de la fuerza

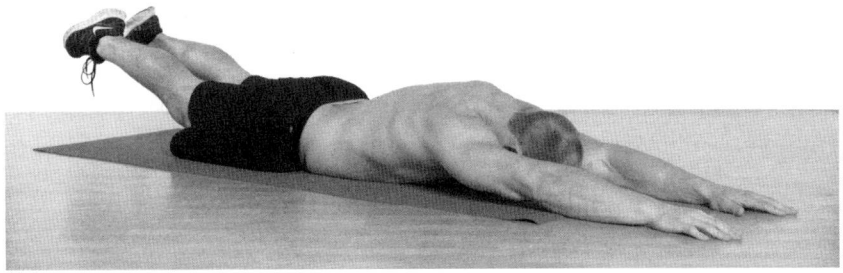

1-2 Espira el aire conforme aprietas los talones entre sí y levanta las piernas desde la articulación de la cadera. Mantén brevemente y luego baja las piernas.

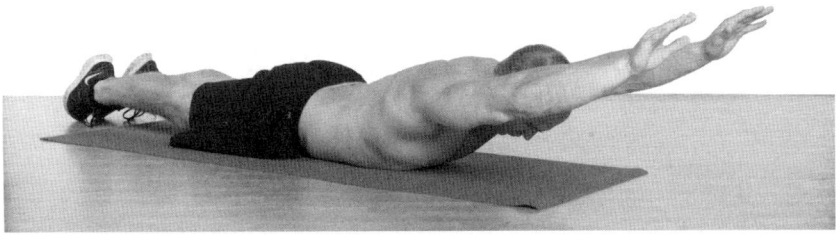

3-4 Espira el aire y levanta los brazos, los hombros, la cabeza, el cuello y el pecho, como si quisieras alcanzar algo lejano con las puntas de los dedos. Mantén brevemente y luego haz bajar la parte alta del cuerpo.

Alterna entre elevar la parte alta y la baja del cuerpo.

VARIACIÓN: puedes levantar el brazo y la pierna opuestos simultáneamente, o levantar la parte alta y la baja a la vez para lograr una dificultad máxima.

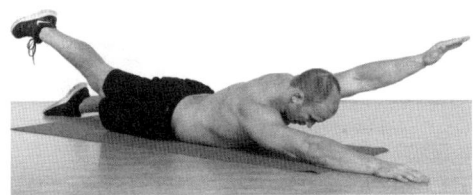

QUÉ TENDRÍAS QUE NOTAR: estiramiento suave en la parte baja de la espalda.

PSOAS Fuerza y flexibilidad

AMPLIACIÓN SOBRE LA PELOTA DE EJERCICIOS

Este ejercicio es parecido al Superman (página 140), que se ejecuta en el suelo, pero exige mayores fuerza y equilibrio para llevarlo a cabo con éxito. Asegúrate de estar muy cómodo con el Superman antes de avanzar a la pelota de ejercicios.

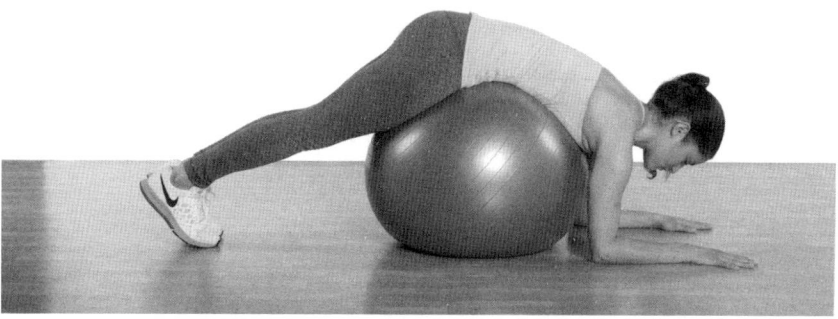

POSICIÓN DE INICIO: arrodillado en el suelo, con el cuerpo frente a una pelota de ejercicios. Coloca el vientre sobre la pelota y rueda hacia delante conforme estiras las piernas detrás de ti, equilibrado en los dedos de los pies. La pelota debe tocar el cuerpo entre la caja torácica y la parte alta de los muslos. Deja que los brazos se apoyen en la pelota o sobre el suelo.

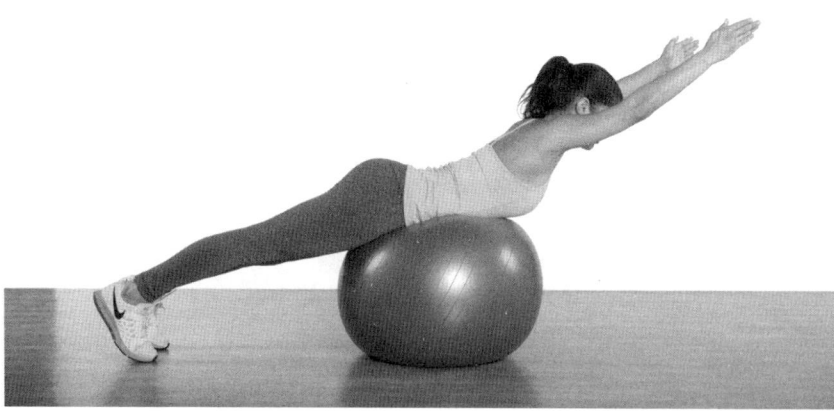

1 Contrae los músculos glúteos y abdominales conforme enderezas la parte alta del cuerpo y estiras los brazos hasta alinearlo todo con

Entrenamiento de la fuerza

la parte baja del cuerpo. Mantén brevemente. Haz que la parte alta del cuerpo baje hacia la pelota.

Repite de diez a quince veces.

> **Qué tendrías que notar:** estiramiento suave en la en la espalda y en los hombros.

TABLA LATERAL

La estabilización abdominal es fundamental en la fortaleza del abdomen, y las tablas son algunos de los mejores ejercicios para desarrollarla. La tabla lateral, especialmente, tiene como objetivo los músculos oblicuos externos, que se encuentran en los costados del cuerpo.

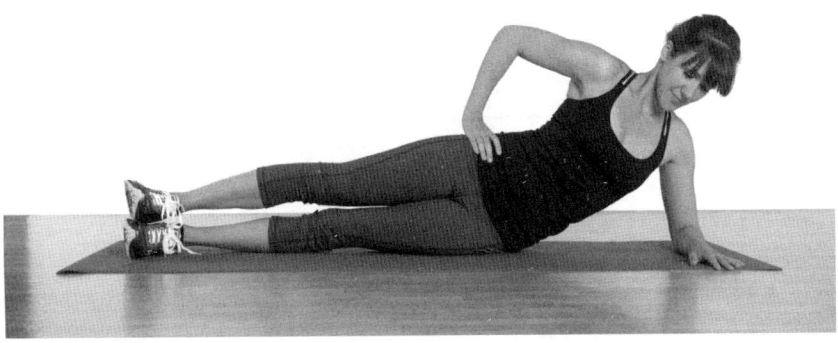

Posición de inicio: echado de lado sobre el suelo, con el antebrazo y el codo apoyados en el suelo directamente bajo el hombro. Pon las piernas y las caderas una encima de otra.

1 Contrae los músculos abdominales conforme levantas el cuerpo hasta formar una línea recta. Equilíbrate sobre el pie de la pierna que tengas abajo. No dejes que cuelguen las caderas.

PSOAS Fuerza y flexibilidad

Mantén de treinta a sesenta segundos, o hasta que la postura empiece a decaer o experimentes cualquier clase de malestar en la espalda.

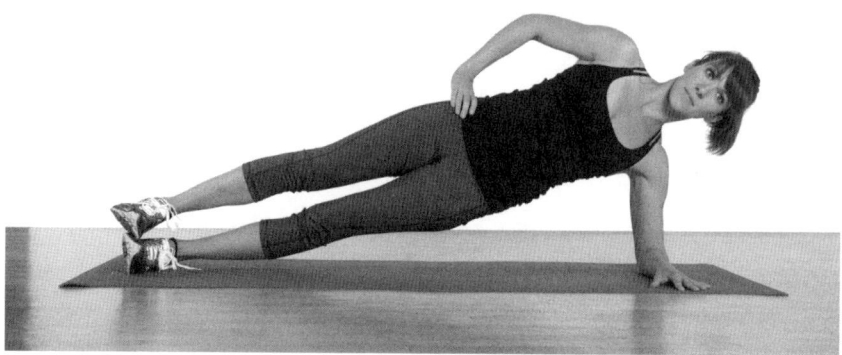

Repite con el otro lado.

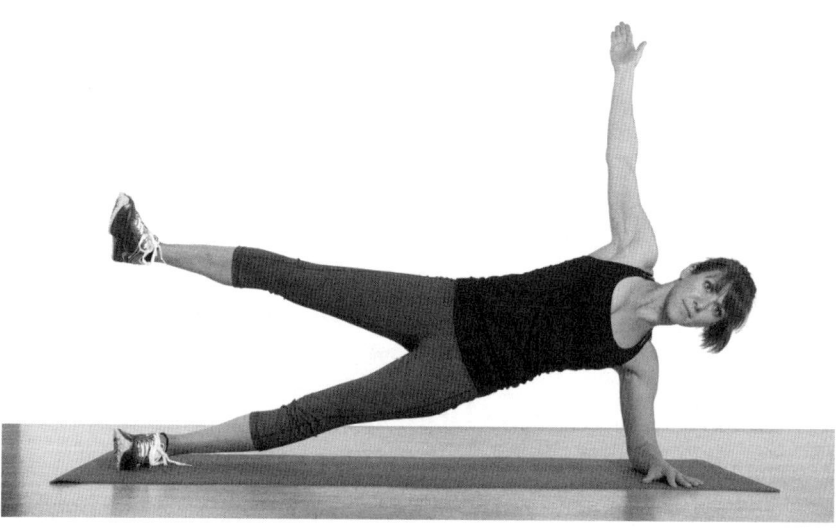

Variación: si el movimiento no es lo bastante difícil, levanta la pierna que tengas encima a unos entre treinta y cuarenta y cinco centímetros de la de abajo y estira el brazo de arriba.

> **Qué tendrías que notar:** contracción en el músculo oblicuo.

EJERCICIOS PARA LAS CADERAS

La movilidad de las caderas es fundamental para la salud del psoas. Según el conocidísimo defensor de la salud primaria Mark Sisson: «La gente se ha olvidado de cómo utilizar las caderas de la manera en que la evolución las diseñó, o no lo conoce. En lugar de relajar las caderas para agarrar algo y luego emplear un estiramiento de las caderas (empuje hacia delante) para hacerlo, dobla la cintura y levanta el peso con la parte baja de la espalda».

Considera el sedentarismo como el culpable principal de la pérdida de movilidad de las caderas, lo que contribuye a tener unos músculos glúteos y flexores de la cadera débiles, sobre todo el psoas. Recuperar la movilidad y la fuerza de la cadera tiene el potencial de reducir los dolores de la parte baja de la espalda y de mejorar el movimiento funcional a través de la cadena cinética.

LEVANTAMIENTO DE PESO MUERTO

Desarrolla fuerza y flexibilidad en las caderas con levantamientos de peso muerto. Al principio realiza el ejercicio sin pesos, mientras aprendes la técnica adecuada. Aunque hayas practicado levantamientos de peso muerto antes, si tu forma de hacerlo es diferente de lo que se describe aquí, es probable que no estuvieras haciendo trabajar las caderas.

La clave es estirar las caderas por detrás de ti, como si fueses a sentarte, mientras te inclinas hacia delante con la espalda perfectamente recta. Imagina que tienes una escoba a lo largo de la columna vertebral, que debe estar en contacto con la espalda desde el cuello hasta los isquiones. Cuando hayas conseguido perfeccionar la forma, añádele una pesa al ejercicio.

Posición de inicio: de pie, con los pies separados según el ancho de las caderas.

PSOAS Fuerza y flexibilidad

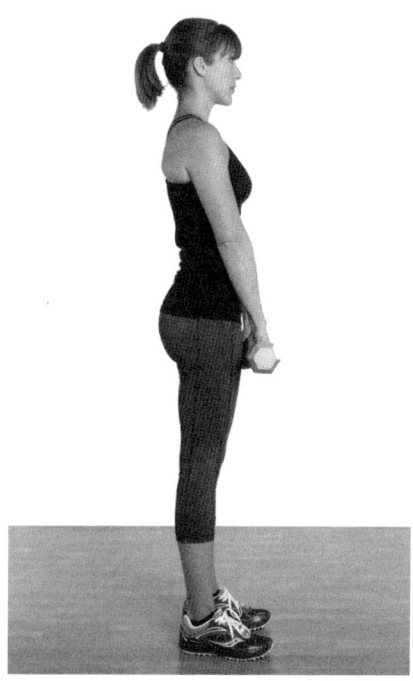
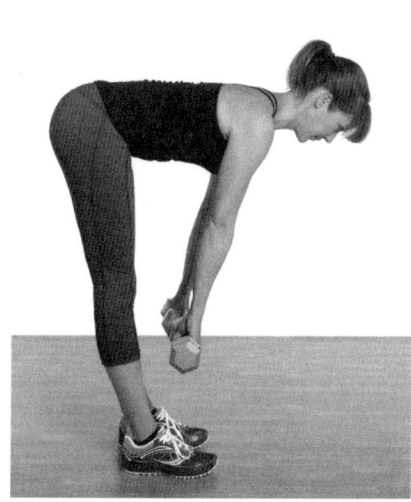

1. Contrae los músculos glúteos; luego afloja y estira las caderas hacia atrás tanto como puedas. Simultáneamente, inclínate hacia delante desde las caderas con la espalda recta y estira las puntas de los dedos hacia el suelo. Las palmas de las manos deben estar frente a las espinillas, casi rozándolas conforme te inclinas hacia el suelo.

2. Afloja ligeramente las rodillas y regresa a la posición de inicio. En la parte alta del movimiento contrae los músculos glúteos y empuja las caderas ligeramente hacia delante.

Repite de diez a quince veces.

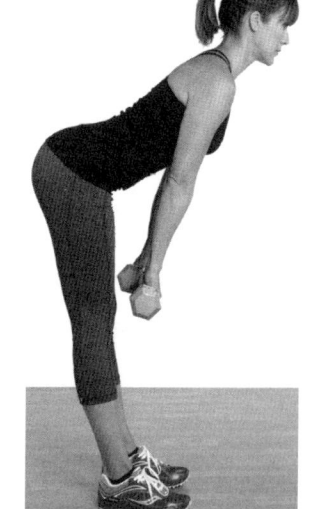

> **Qué tendrías que notar:** estiramiento suave por los tendones de la corva y contracción leve en el glúteo mayor.

PATADA LATERAL DE PIE

Este ejercicio tiene como objetivo específico los aductores de la cadera, esto es, los músculos que separan las piernas de la línea central del cuerpo.

Posición de inicio: situado de pie, con los pies separados a la anchura de las caderas, con las manos en ellas, los músculos abdominales contraídos hacia dentro y la pelvis en una inclinación neutral.

1 Mientras mantienes la postura vertical y sigues con las caderas alineadas, levanta una de las piernas hacia un lado tan arriba como puedas.

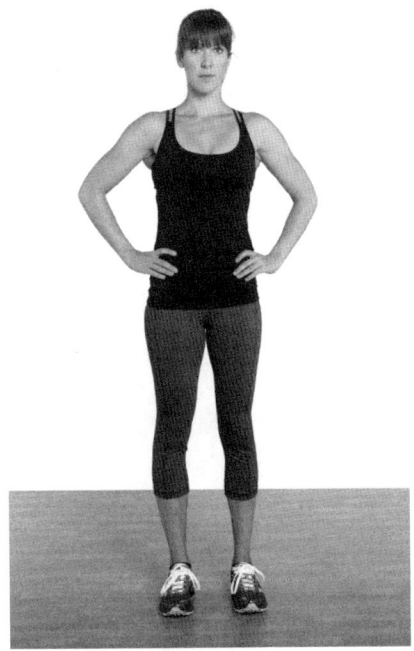 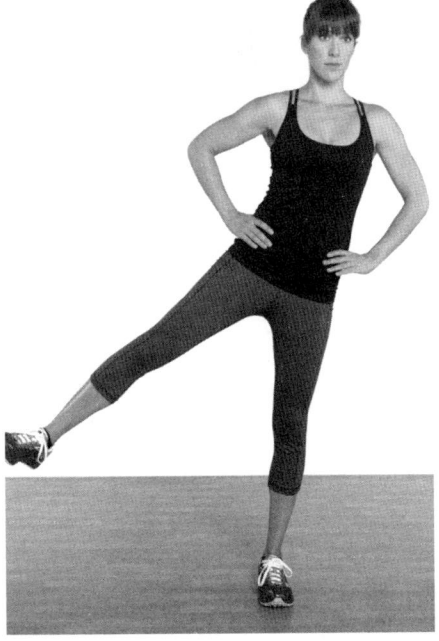

2 Bájala hasta la postura de inicio.

Repítelo diez veces y luego cambia de lado.

PSOAS Fuerza y flexibilidad

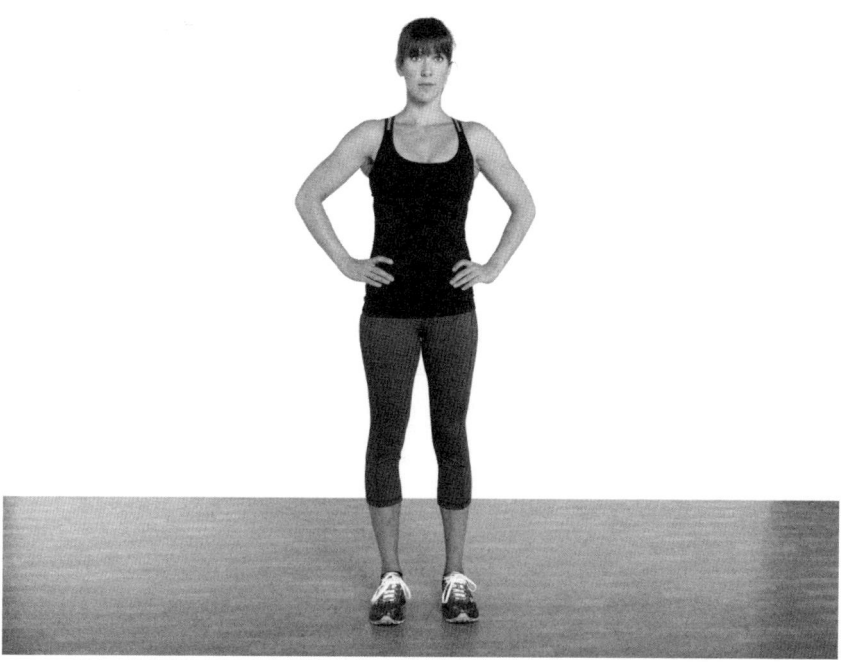

VARIACIÓN: si este ejercicio no es lo bastante difícil para ti, utiliza pesos para los tobillos o un tubo de ejercicios para aumentar la resistencia.

QUÉ TENDRÍAS QUE NOTAR: estiramiento suave en los tendones de la corva y contracción leve en el glúteo mayor.

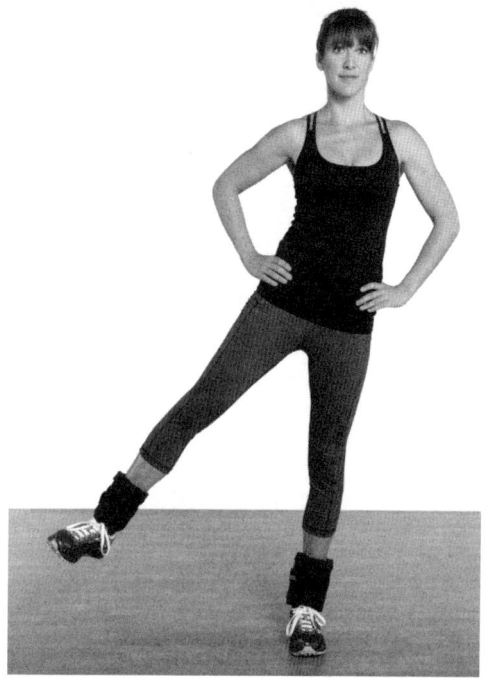

Entrenamiento de la fuerza

LEVANTAMIENTO DE UNA PIERNA Y LAS CADERAS

Con este ejercicio se desarrolla la movilidad de las caderas mientras se trabajan los músculos glúteos y los tendones de la corva.

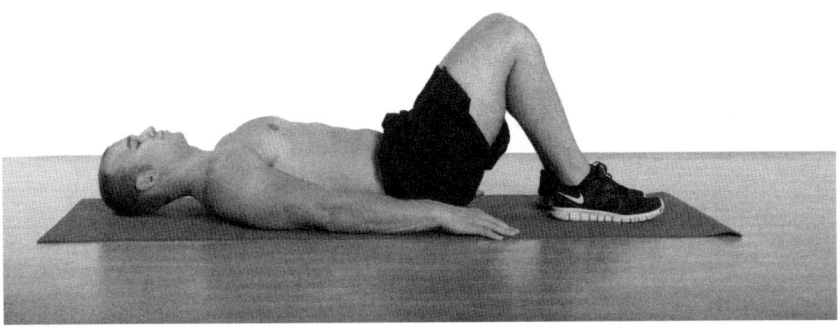

POSICIÓN DE INICIO: echado de espaldas, con las rodillas dobladas, los pies plantados en el suelo y los brazos apoyados a los costados.

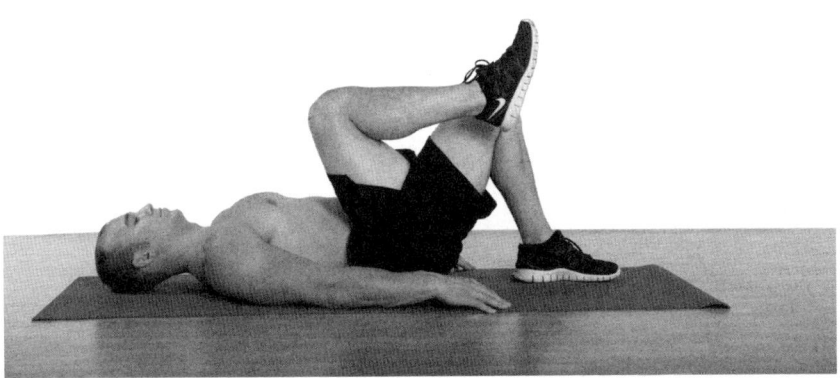

1 Levanta un talón del suelo y mantén la rodilla doblada conforme lo acercas al pecho.

2 Levanta las caderas del suelo de manera que el cuerpo forme una línea recta desde los hombros hasta la rodilla de la pierna que sigue tocando el suelo. Contrae los músculos glúteos en la parte alta del ejercicio y mantén la posición brevemente. Baja las caderas al suelo.

PSOAS Fuerza y flexibilidad

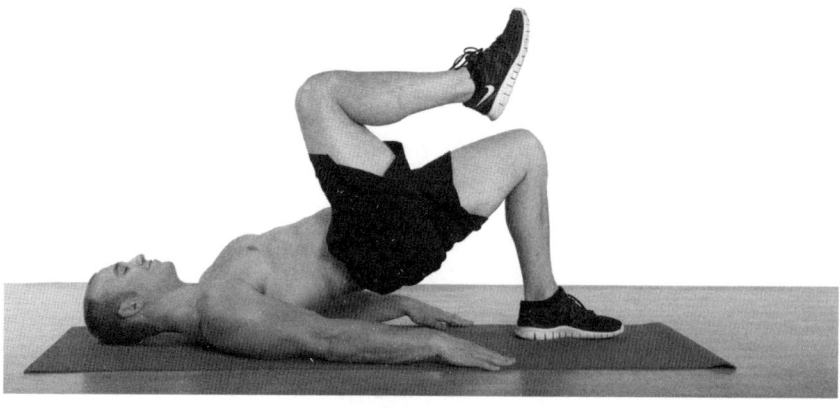

Repítelo diez veces y luego cambia de lado.

> **Qué tendrías que notar:** contracción fuerte en los músculos glúteos de la pierna que permanece en el suelo.

EJERCICIOS DEL CUÁDRICEPS

El recto femoral se sitúa en la parte frontal del cuádriceps y es parte de la musculatura que flexiona la cadera. Se trata del músculo más visible de los cuádriceps, y a menudo se convierte en un músculo de exhibición, como el bíceps o el deltoides.

EXTENSIÓN DE LA RODILLA

Si tienes acceso a una máquina de extensión de rodilla en un gimnasio, empléala. En caso contrario, siéntate en el lateral de una silla o banco y utiliza pesos en los tobillos o bandas de resistencia. Con este ejercicio se desarrolla el cuádriceps.

Posición de inicio: sentado en el borde de un banco o de una máquina de extensión de piernas. Apóyate a ambos lados del asiento con las manos.

Entrenamiento de la fuerza

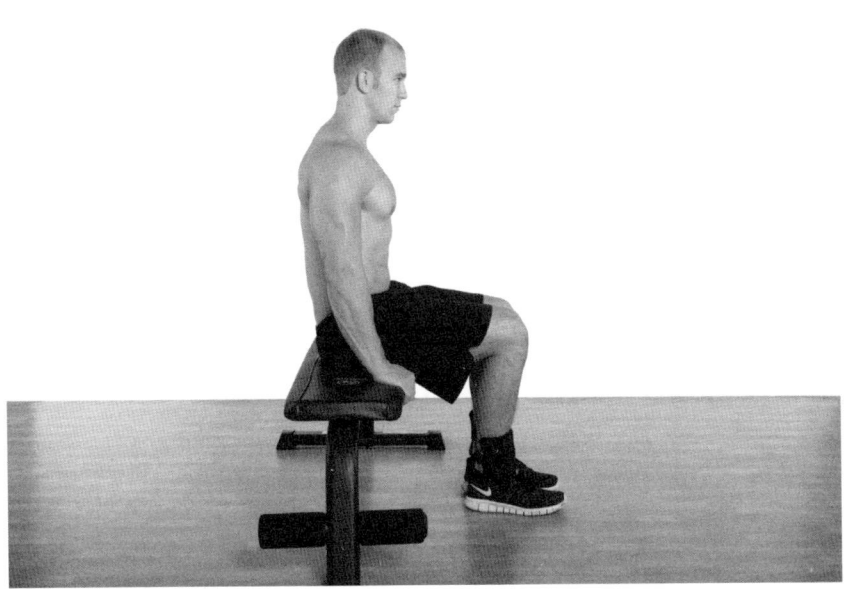

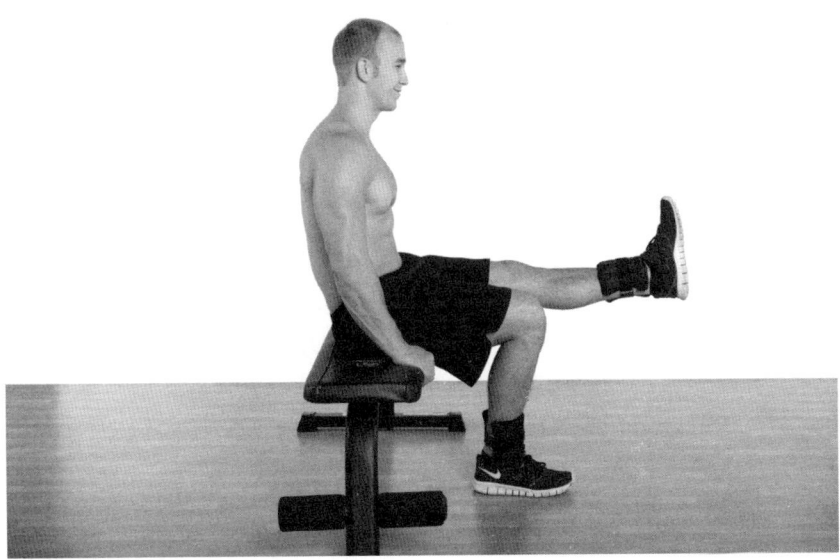

1 Estira una pierna hacia fuera mientras cuentas hasta 2. Mantén hasta contar 1 y baja la pierna hasta contar 2.

Repite de diez a doce veces.

QUÉ TENDRÍAS QUE NOTAR: resistencia creciente en los cuádriceps.

PSOAS Fuerza y flexibilidad

SENTADILLA A UNA PIERNA CON CORTE DE MADERA INVERSO

Con este ejercicio se desarrollan el equilibrio y la coordinación, además de ponerse en juego el cuádriceps y los músculos glúteos, todavía más que en la sentadilla básica

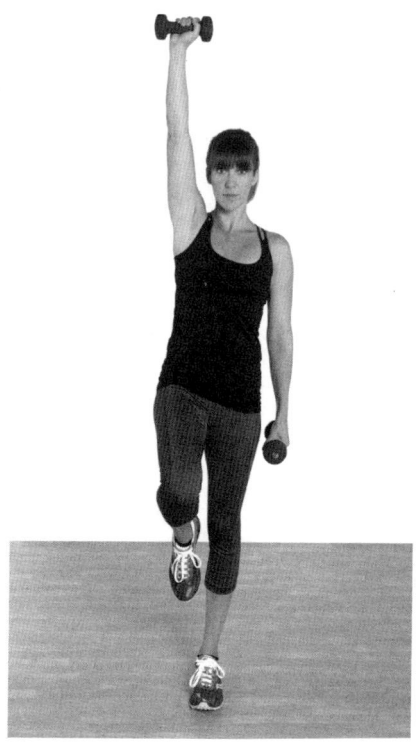
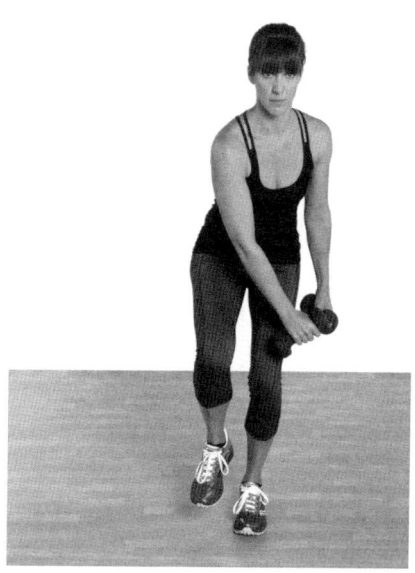

Posición de inicio: de pie, con los pies separados al ancho de las caderas. Ten una mancuerna pequeña (de 1,5 a 2,5 kilos) en una mano y estírala por encima de la cabeza. Levanta del suelo el pie de la pierna del mismo lado entre quince y treinta centímetros.

1 Deja caer las caderas hacia el suelo haciendo una sentadilla a una pierna, conforme cruzas la línea media del cuerpo con el peso hasta tocar con suavidad la rodilla opuesta.

Entrenamiento de la fuerza

2. Quédate de pie, apretando los músculos glúteos.

Repite de diez a doce veces y luego cambia de lado.

Qué tendrías que notar: resistencia creciente en los músculos cuádriceps y glúteos, así como resistencia ligera en los hombros y los músculos abdominales.

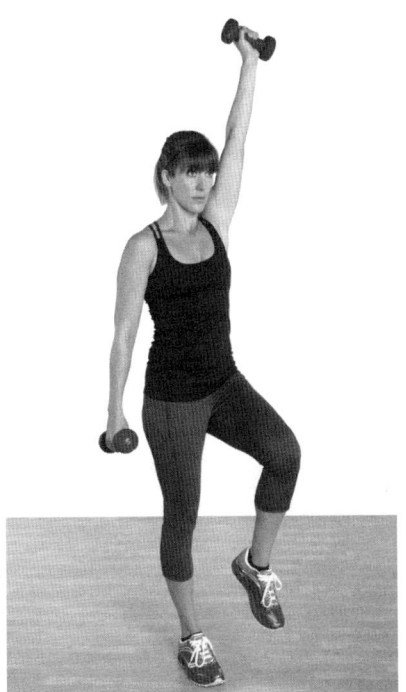

SENTADILLA ESTÁTICA CONTRA PARED

¿Quién hubiera dicho que solo con «sentarse por ahí» uno pudiera contar con cuádriceps fuertes y en buena forma? Prueba este ejercicio durante treinta segundos y pronto sabrás lo eficaz que es.

La posición: de pie, con la espalda contra una pared y los pies separados al ancho de las caderas. Avanza los pies hacia delante mientras bajas las caderas hacia el suelo hasta que los muslos

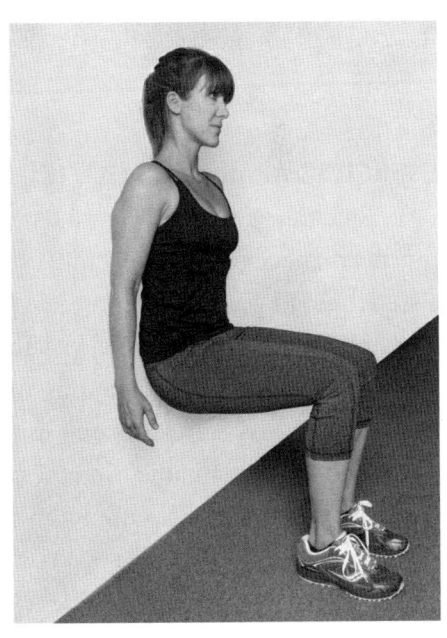

estén paralelos a este. Contrae los músculos abdominales y mete el ombligo hacia la espalda. Mantén durante treinta segundos, trabaja para aguantar hasta un minuto. Respira con regularidad durante todo el movimiento.

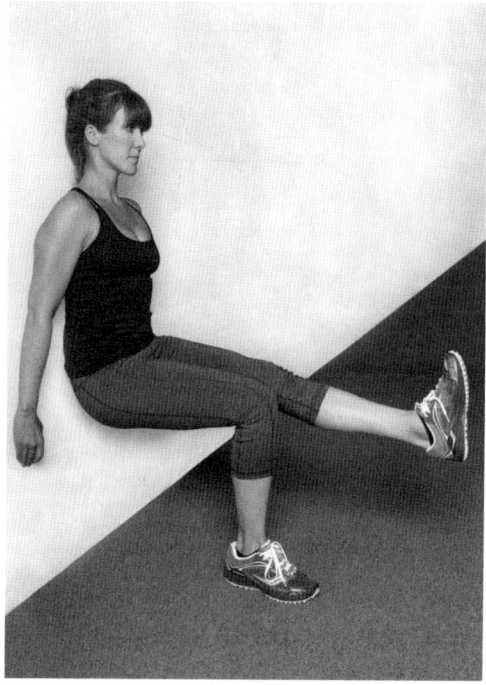

Variación: si este ejercicio se vuelve demasiado fácil para ti, realízalo sentándote solo con una pierna. Levanta el pie contrario del suelo conforme vayas bajando hasta la posición y mantenla.

Qué tendrías que notar: una resistencia creciente en el cuádriceps, incluso una sensación de ardor hasta el punto de la fatiga y fracaso musculares.

EJERCICIOS PARA LOS GLÚTEOS

Sentarse es especialmente dañino para los glúteos porque tienen que permanecer en un constante estado de extensión. Esto contribuye a su debilidad y afecta a tu modelo de movimientos y a la implicación de estos músculos en otros ejercicios, con lo que se desequilibran aún más. Se ven muy a menudo músculos glúteos débiles a la vez que un psoas tenso. Los ejercicios que implican «activación de glúteos» son una parte esencial de una función sana del psoas.

¿En qué consiste la activación de los glúteos? Esto se ha convertido en la expresión de moda en los círculos de *fitness*, pero su definición sigue siendo un tanto imprecisa. Por decirlo sencillamente, significa hacer trabajar a los músculos glúteos, sobre todo el glúteo mayor, durante los ejercicios.

En sentadillas o levantamiento de peso muerto, por ejemplo, al final de la fase de subida aprieta los glúteos firmemente mientras mantienes una inclinación neutral de la pelvis. Corregir desequilibrios musculares conlleva tiempo y paciencia, pero, al hacer trabajar los músculos conscientemente, los nuevos patrones de movimiento se convertirán al final en una segunda naturaleza.

LA ALMEJA DE LADO

Este ejercicio implica poquísimo movimiento y sus efectos son igualmente sutiles, pero no subestimes su eficacia a la hora de despertar el glúteo mayor.

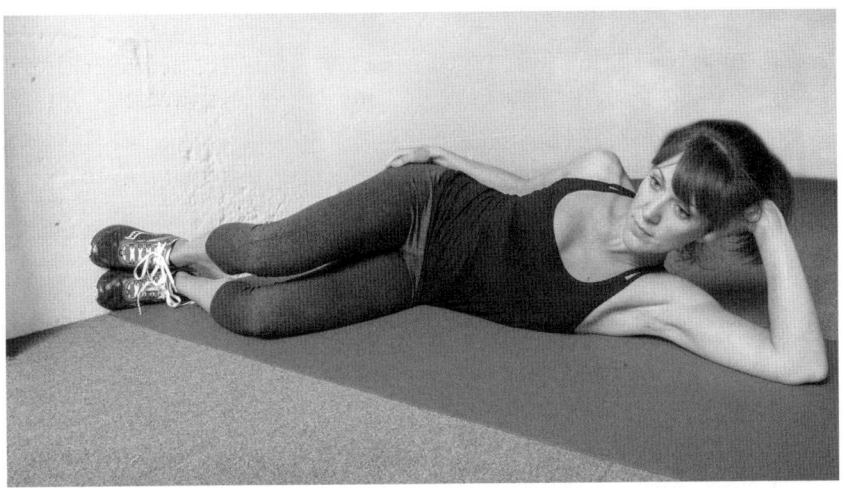

Posición de inicio: échate de lado, con las caderas una encima de la otra, las rodillas dobladas con los muslos hacia delante, casi perpendiculares al cuerpo. Pon las plantas de los pies contra una pared. Los tobillos deben estar uno encima del otro y los dedos y los talones han de tocar la pared. Apoya la cabeza en la mano y mete los abdominales para dentro.

PSOAS Fuerza y flexibilidad

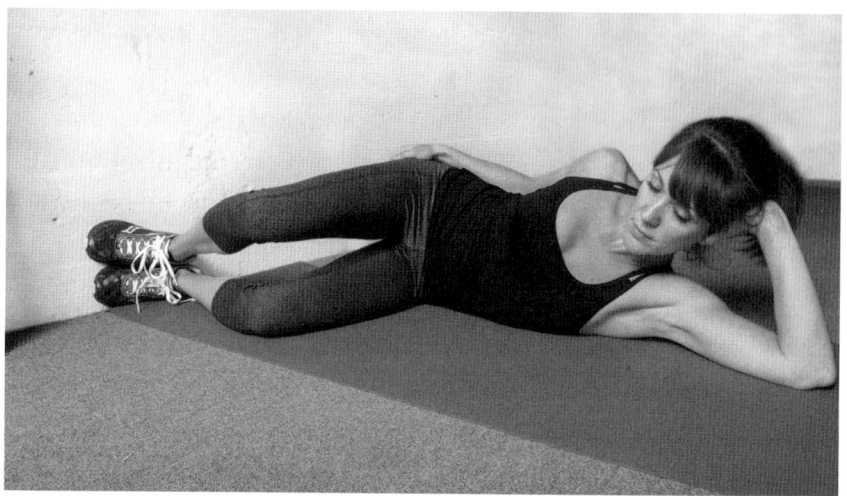

1 Levanta la pierna que tengas encima a unos quince centímetros de la pierna de abajo, sin dejar que las caderas se muevan. Baja la rodilla. Repite veinte veces. Coloca la mano bajo las nalgas del muslo exterior para sentir cómo trabaja el músculo.

Repite en el otro lado.

> **Qué tendrías que notar:** ligera resistencia en el glúteo mayor.

LEVANTAMIENTO DE PIERNA A CUATRO PATAS CON LA RODILLA DOBLADA

En un estudio que llevó a cabo el Comité Norteamericano para el Ejercicio en el año 2006, se averiguó que los levantamientos de pierna a cuatro patas son mucho más eficaces que las sentadillas a la hora de hacer trabajar tanto al glúteo mayor como al glúteo medio.

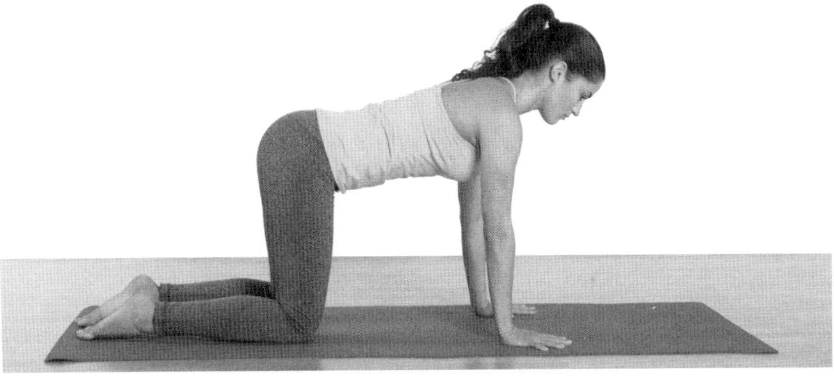

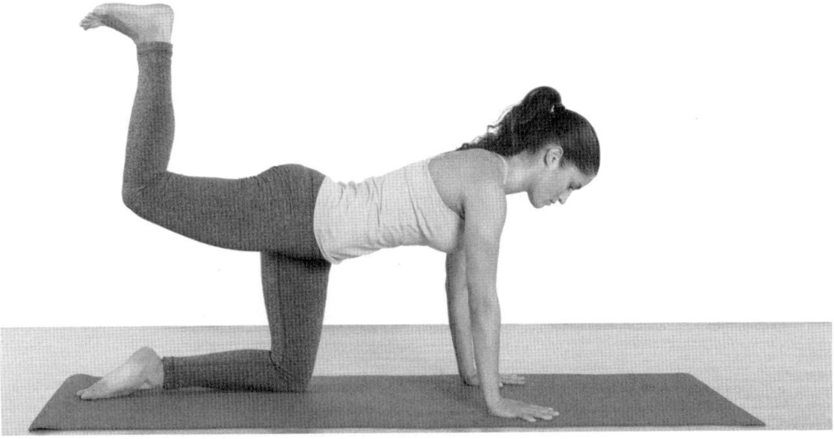

Entrenamiento de la fuerza

Posición de inicio: de rodillas en el suelo, con las muñecas directamente bajo los hombros y las rodillas bajo las caderas. Mantén la columna vertebral neutra y mira ligeramente hacia delante.

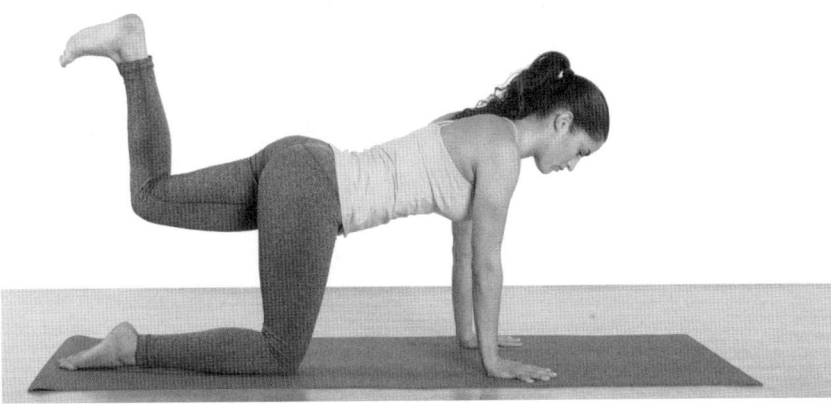

PSOAS Fuerza y flexibilidad

1. Levanta una pierna detrás de ti, con la rodilla siempre doblada, hasta que el cuádriceps esté paralelo al suelo o un poco más alto. Imagina que pones la planta del pie en el techo. Presiona hacia arriba con la pierna y aprieta las nalgas.

2. Bájala al suelo de forma controlada. Mantén las caderas alineadas en todo el ejercicio, no deben levantarse ni girar.

Repítelo de veinte a treinta veces, o hasta que el músculo se canse. A continuación repite con el otro lado.

> **Qué tendrías que notar:** resistencia creciente y cansancio muscular en las zonas inferior y externa del glúteo mayor, cerca del tracto iliotibial.

LEVANTAMIENTO DE PIERNA RECTA A CUATRO PATAS

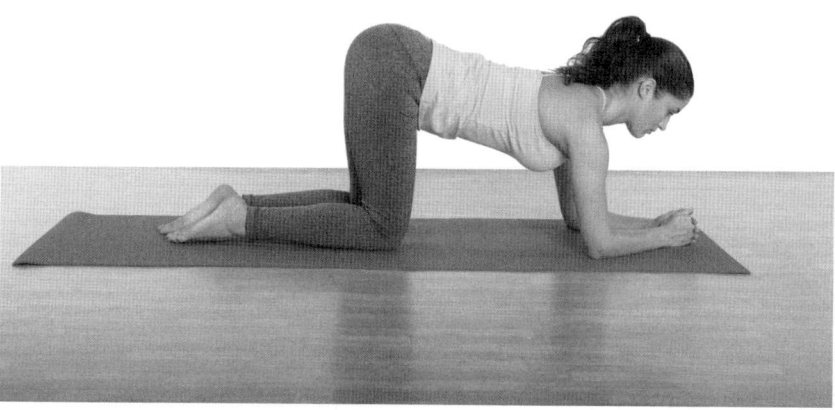

Realizar el levantamiento de pierna recta a cuatro patas y elevarla ligeramente fortalece los músculos glúteos y los tendones de la corva, a la vez que proporciona un ligero estiramiento del psoas.

Entrenamiento de la fuerza

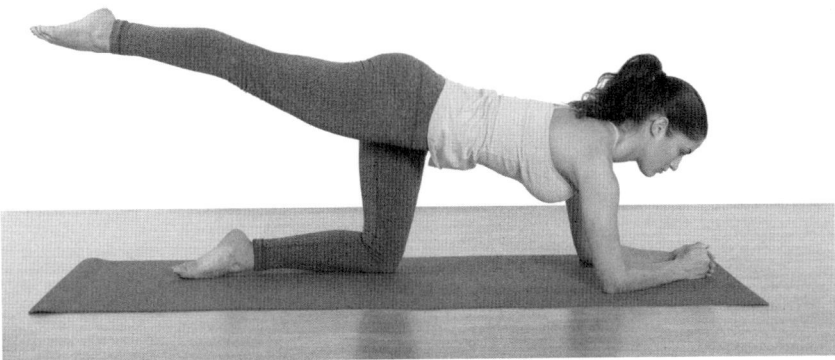

Posición de inicio: arrodillado, con las rodillas directamente bajo las caderas. Haz bajar los antebrazos hacia el suelo, con los codos directamente bajo los hombros. Mantén la columna vertebral neutra y mira ligeramente hacia delante.

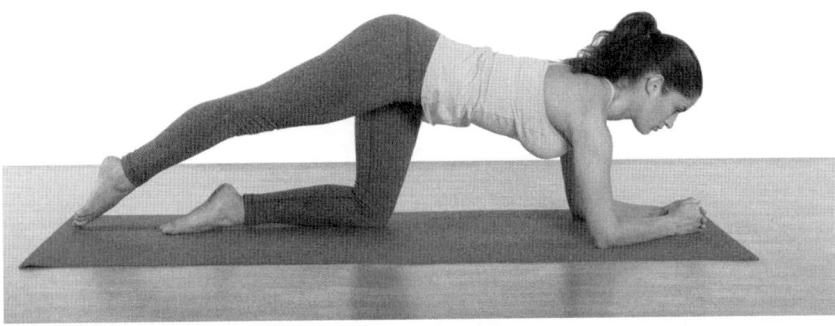

1. Levanta una pierna detrás de ti, poniéndola derecha y encogiendo los dedos del pie. Mantén las caderas alineadas. Aprieta las nalgas en la parte alta del movimiento.

2. Mantén la pierna recta conforme vas bajando los dedos del pie hacia el suelo.

Repite de veinte a treinta veces y luego cambia de lado.

Qué tendrías que notar: resistencia creciente y cansancio muscular en el glúteo mayor y en los tendones de la corva.

4.ª PARTE: PROGRAMAS

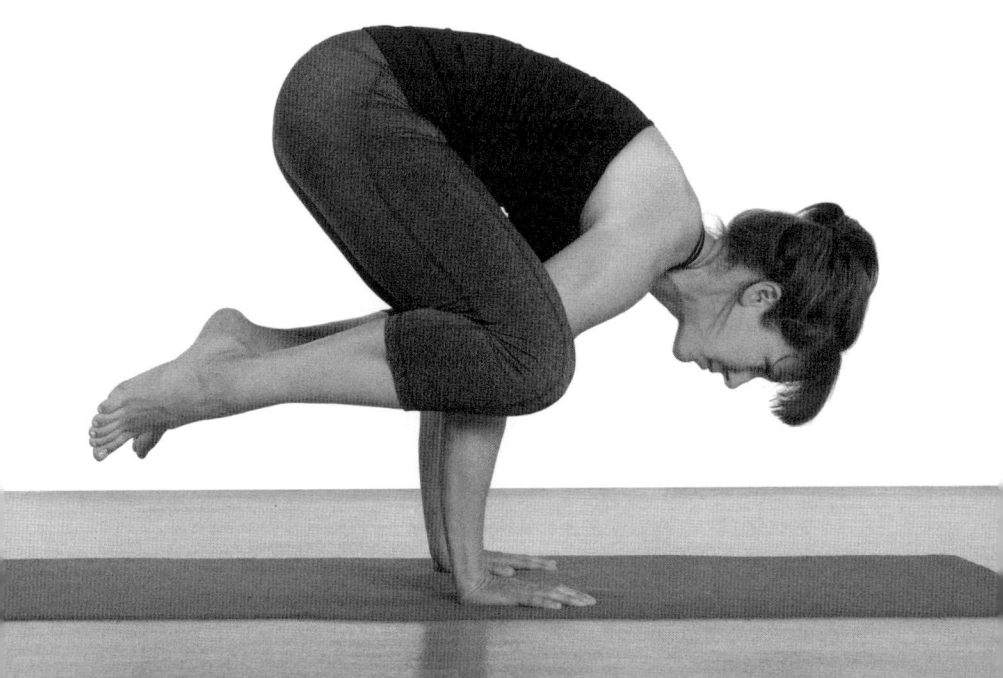

Programas para el psoas

Cada persona posee un modelo de movimientos y compensaciones único, así como un historial de lesiones y un nivel de capacidad para el entrenamiento físico. Los entrenamientos que siguen proporcionan un buen punto de partida basado en un juego de criterios generales. Como siempre, no te fuerces hasta el punto de la molestia; detente inmediatamente si sientes dolor. Realiza cada ejercicio como se indica en su descripción y avanza en él conforme aumenten tu fuerza y tu flexibilidad.

FLEXIBILIDAD GENERAL DEL PSOAS

En la página 18 hallarás un examen para que evalúes la flexibilidad del psoas. Si eres como la mayor parte de la gente, es probable que averigües que está acortado y que necesita estiramientos. En este libro proporcionamos una gran variedad de ejercicios que se han diseñado para alargar el psoas y los músculos flexores que lo rodean, ejercicios como estiramientos estáticos y activos, autoliberación miofascial, yoga

PSOAS Fuerza y flexibilidad

y pilates. Empieza con el nivel de principiante y luego pásate al intermedio y al avanzado conforme desarrolles una flexibilidad mayor. Realiza un juego de cada uno de estos ejercicios en días alternos de la semana.

PRINCIPIANTE	INTERMEDIO	AVANZADO
Balanceo de pierna, página 46	Estiramiento estático del psoas de rodillas, página 54	Estiramiento de rodilla doblada sobre rulo, página 58
Estiramiento del psoas caminando, página 47	Estiramiento de tendones de la corva sobre banco, página 57	Estiramiento de rodillas contra pared, página 65
Estiramiento con la rodilla doblada, página 55	Liberación del psoas, página 69	Estiramiento arrodillado del psoas con rotación de pierna, página 63
Postura del cadáver, página 77	Postura del triángulo, página 86	Postura de la paloma, página 82
Postura del puente, página 85	Postura del árbol, página 80	Postura del barco, página 83
Estiramiento con las dos piernas, página 112	Ampliación sobre la pelota de ejercicios, página 142	Las tijeras (pilates), página 132
Patada lateral de pie, página 147	Torsión de columna, página 122	El sacacorchos, página 124

FORTALEZA GENERAL DEL PSOAS

Hay poca gente que necesite fortalecer este músculo, pero, como se ha dicho anteriormente, un psoas tenso no es sinónimo de un psoas fuerte. Si el examen de fuerza descrito en la página 19 revelase debilidad en el psoas, utiliza estos ejercicios para aumentar su fuerza. Síguelos con uno de los protocolos de flexibilidad que aparecen en el programa general de flexibilidad del psoas (página 163) para garantizar que estiras y fortaleces el músculo. Realiza estos ejercicios en días alternos de la semana.

- Contracción (*crunch*) de la rodilla en tierra, página 49.
- Postura del cuervo, página 88.
- Postura de pie del dedo gordo, página 90.
- Levantamiento de pierna en decúbito supino, página 98.
- El cien, página 107.
- El bromista, página 113.
- La silla del capitán, página 133.
- Giro ruso, página 137.
- Tabla lateral, página 143.
- Sentadilla estática contra pared, página 153.
- Estiramiento con una pierna recta, página 110.
- Mecedora con piernas abiertas, página 115.
- Las tijeras (fuerza), página 132.
- Sentadilla a una pierna con corte de madera inverso, página 152.
- La almeja de lado, página 155.

FUERZA Y FLEXIBILIDAD DEL PSOAS PARA LA POBLACIÓN SEDENTARIA

Si tu estilo de vida es sedentario, es probable que tengas mala definición muscular, unos glúteos débiles, movilidad limitada y un psoas tenso. Tanto si tienes un trabajo de oficina que exige estar sentado durante mucho tiempo como si el desplazamiento hacia tu lugar de trabajo es extenuante o tu estilo de vida es sedentario por otras razones, este programa te será útil para estirar y fortalecer el psoas y despertar los músculos glúteos. Aumentar tu nivel de actividad es algo fundamental para conseguir y mantener la salud del psoas. Empieza poco a poco, añadiendo paseos diarios después de una de las comidas. Además, elige una actividad recreativa que disfrutes y que eleve tu pulso cardíaco. Realiza un juego de cada uno de estos ejercicios en días alternos de la semana:

PRINCIPIANTE	INTERMEDIO
Estiramiento del psoas caminando, página 47	La arremetida (*lunge*), página 50
Contracción (crunch)de la rodilla en tierra, página 49	Liberación de los músculos piriformes y glúteos, página 70
Estiramiento del interior del muslo, página 51	Postura de la paloma, página 82
Estiramiento del exterior del muslo, página 59	Levantamiento de pierna en posición decúbito supino, página 98
Estiramiento del cuádriceps, página 60	Tirón de cuello, página 104
Liberación de los tendones de la corva, página 72	El cien, página 107
Liberación del cuádriceps, página 73	Levantamiento de brazo y pierna opuestos, página 136
Postura de la montaña, página 78	Levantamiento de pierna recta a cuatro patas, página 158
Postura de la cobra, página 87	El Superman, página 140

Enrollamiento (*roll up*), página 103	Círculos a una sola pierna, página 101
La tabla, página 135	Levantamiento de una pierna y las caderas, página 149
Extensión de la rodilla, página 150	Estiramiento con una pierna doblada, página 108
Levantamiento de pierna a cuatro patas con la rodilla doblada, página 158	La navaja, página 119

CURACIÓN DE DOLORES, INFLAMACIONES Y ESPASMOS DEL PSOAS

Si estás padeciendo los efectos de toda una vida de malos modelos de movimiento, este es el programa para ti. Te será útil a fin de volver a entrenar tu cuerpo para que funcione con modelos de movimiento óptimos y haga trabajar todos los músculos. Sin embargo, si en la actualidad tu estado requiere del uso de analgésicos o tiene restringidos los movimientos, consulta con un profesional antes de que empieces a empeorar los desequilibrios y las lesiones musculares. Una de las cosas más importantes que puedes hacer es permanecer activo. Esto mejora la circulación sanguínea, ayuda a una composición sana del cuerpo y optimiza la movilidad de los músculos y las articulaciones. Aunque no hicieras nada más, intenta conseguir treinta minutos de actividad con pesas que eleve tu ritmo cardíaco. Realiza un juego de estos ejercicios en días alternos de la semana:

- Balanceo de pierna, página 46.
- Estiramiento del interior del muslo, página 51.
- Estiramiento con la rodilla doblada, página 55.
- Liberación de la cadera frontal externa, página 71.

PSOAS Fuerza y flexibilidad

- Liberación de los tendones de la corva, página 72.
- Liberación del cuádriceps, página 73.
- Postura del cadáver, página 77.
- Postura de la montaña, página 78.
- Postura del gato-vaca, página 139.
- Ondulación (*curl*) pélvica, página 96.
- Levantamiento de pierna en decúbito supino, página 98.
- Alargamiento de espalda en decúbito prono, página 99.
- Sentadilla en V sobre silla, página 130.
- La tabla, página 135.
- Levantamiento de peso muerto, página 145.

Referencias

Addison, O., R. Marcus, P. LaStayo y A. Ryan. 2014. «Grasa intramuscular: análisis de las causas y las consecuencias». *Revista internacional de Endocrinología*, www.hindawi.com/journals/ije/2014/309570/

Al-Gayyar, M. M., M. E. Shams y E. A. Barakat. «Fish oil improves lipid metabolism and ameliorates inflammation in patients with metabolic syndrome: impact of nonalcoholic fatty liver disease». *Biología farmacéutica* 50 (3), marzo de 2012: 297-303, www.ncbi.nlm.nih.gov/pubmed/22103753.

Academia Norteamericana de Medicina Manual. «El grupo muscular del iliopsoas: el psoas menor, el psoas mayor y el ilíaco», www.webmanmed.com/disorders/disorders_files/musclgd/lowback/14850061.html/. Consultado el 30 de julio de 2014.

Comité Norteamericano para el Ejercicio. «Entrenamiento básico de la fuerza», www.acefitness.org/acefit/fitness-fact-article/2661/strength-training-101. Consultado el 10 de septiembre de 2014.

———. Manual de consultas sobre estilos de vida y peso corporal Ace. *El recurso definitivo de los profesionales del fitness*. San Diego, California, 2009.

———. «¿Qué es la cadena cinética?», www.acefitness.org/blog/2929/what-is-a-kinetic-chain. Consultado el 1 de agosto de 2014.

Anders, Mark. «Glúteos al máximo». Ace Fitness, www.acefitness.org/getfit/studies/GlutesStudy2006.pdf. Consultado el 8 de septiembre de 2014.

Ashley Borden. «Las preguntas frecuentes del entrenamiento de Ashley Borden, www.ashleyborden.com/training-system.html. Consultado el 10 de septiembre de 2014.

Bacurau, R. F., G. A. Monteiro, C. Ugrinowitsch, V. Tricoli, L. F. Cabral y M. S. Aoki. «Efectos agudos de una tanda de ejercicios balísticos y estáticos sobre la flexibilidad y la fuerza máxima». *Revista de la investigación sobre la fuerza y el acondicionamiento* 23 (1), enero de 2009: 304-8, /www.ncbi.nlm.nih.gov/pubmed/19057408.

Bandha Yoga. «Claves científicas. Despertar del psoas», www.bandhayoga.com/keys_psoas.html. Consultado el 15 de septiembre de 2014.

BASU, A. y T. J. LYONS. «Las fresas, los arándanos y las moras azules en el síndrome metabólico. Perspectivas clínicas». *Revista de química agrícola y alimentaria* 60 (23): 13 de junio de 2012: 56, www.ncbi.nlm.nih.gov/pubmed/22082311.
BBC. «Los músculos: del esqueleto, cardíacos y de fibra lisa», www.bbc.co.uk/science/humanbody/body/factfiles/skeletalsmoothandcardiac/quadriceps_animation.shtml. Consultado el 1 de agosto de 2014.
BERG, KRISTIAN. «El estiramiento preceptivo. Elimina el dolor y evita las lesiones». Champaign, Illinois: Human Kinetics, 2011.
BLOMHOFF, R., M. H. CARLSEN, L. F. ANDERSEN y D. R. JACOBS, JUNIOR. «Beneficios sanitarios de los frutos secos. El papel potencial de los antioxidantes». *Revista Británica de Nutrición*, 96 2, noviembre de 2006: S52-60, www.ncbi.nlm.nih.gov/pubmed/17125534.
BREUS, M. «Dormir mal aumenta el riesgo de dolores, sobre todo al envejecer». *Psicología de hoy*, www.psychologytoday.com/blog/sleep-newzzz/201403/poor-sleepincreases-pain-risk-especially-we-age. Consultado el 21 de agosto de 2014.
CHENNAOUI, M., P. J. ARNAL, F. SAUVET y D. LÉGER. «Dormir y el ejercicio, ¿un problema recíproco?». *Revisiones médicas sobre el sueño*, 30 de junio de 2014, www.ncbi.nlm.nih.gov/pubmed/25127157.
CORDAIN, L., et al. «Orígenes y evolución de la dieta occidental. Implicaciones para la salud en el siglo XXI». *Revista Norteamericana de nutrición clínica* 81 (2), febrero de 2005: 341-354, ajcn.nutrition.org/content/81/2/341.full.
CRANDELL, JASON. «Deshacer la tensión con la postura de la paloma». *Revista de yoga*, 28 de agosto de 2007, www.yogajournal.com/basics/1808.
CRONE, C. «Inhibiciones recíprocas en el hombre». *Boletín Médico Danés*, 40 (5), noviembre de 1993: 571-581, www.ncbi.nlm.nih.gov/pubmed/8299401.
EDELSTEIN, J. «Rehabilitación de las tendinitis en el psoas. Un caso informe». *Revista músculoesqueletal de los hospitales con cirugías especiales*, 5 (1), febrero de 2009: 78-82, www.ncbi.nlm.nih.gov/pmc/articles/PMC2642547.
FITZGORDON, JONATHAN. «El psoas mayor y las sentadillas». CoreWalking, blog. corewalking.com/the-psoas-major-and-sit-ups. Consultado el 13 de agosto de 2014.
FORD, E. S. «¿Reduce la inflamación el ejercicio? La actividad física y la proteína C reactiva entre los adultos norteamericanos». *Epidemiología* 13 (5), septiembre de 2002: 561-568, www.ncbi.nlm.nih.gov/pubmed/12192226.
FURLAN, A. D., et al. «Terapias complementarias y alternativas para el dolor de espalda II». *Cálculo de las evidencias tecnológicas documentadas*, 194, octubre de 2010: 1-764, www.ncbi.nlm.nih.gov/pubmed/23126534.
GAUCHARD, G. et al. «Efectos del agotamiento inducido por el ejercicio con y sin hidratación sobre el control postural estático en sujetos humanos adultos». *Revista Internacional de neurociencia*, 112 (10), 2002: 1191-1206, informahealthcare.com/doi/abs/10.1080/00207450290026157.

GUDMESTAD, JULIE. «Cómo estirar y fortalecer el psoas». *Yoga Internacional*, yogainternational.com/article/view/how-to-stretch-and-strengthen-the-psoas. Consultado el 7 de agosto de 2014.

HENOCH, QUINN. «Activación de los glúteos», jtsstrength.com/articles/2014/04/09/gluteactivation. Consultado el 8 de septiembre de 2014.

INGRAHAM, PAUL. «El psoas, ¿y qué? La terapia de masajes para los músculos psoas mayor e ilíaco (iliopsoas) no es para tanto». *Sálvate a ti mismo, consejos sensatos para dolores y lesiones*, saveyourself.ca/articles/iliopsoas.php. Consultado el 3 de septiembre de 2014.

ISACOWITZ, RAEL y KAREN CLIPPINGER. *Anatomía del Pilates. Guía ilustrada al trabajo de colchoneta para la estabilidad y el equilibrio abdominales.* Champaign, Illinois: Human Kinetics, 2011.

JIANG, R., *et al.* «El consumo de frutos secos y semillas y los marcadores de inflamación en un estudio multiétnico de la arteriosclerosis». *Revista Norteamericana de Epidemiología*, 163 (3), 1 de febrero de 2006: 222-231, www.ncbi.nlm.nih.gov/pubmed/16357111.

JUDELSON, D., *et al.* «Rendimiento muscular e hidratación». *Medicina deportiva*, 37 (10), 2 de octubre de 2012: 907-921, link.springer.com/article/10.2165/00007256-200737100-00006.

KOBAN, MARTIN. «Estiramiento del psoas». *Arreglar el dolor de rodilla*, www.fixknee-pain.com/psoasstretch. Consultado el 1 de agosto de 2014.

KOCH, LIZ. «Aprende a liberar el psoas». *Revista de yoga*, http://www.yogajournal.com/article/practice-section/release-your-psoas. Consultado el 15 de septiembre de 2014.

———. «El único músculo que no necesita fortalecerse». *Consciencia abdominal*, www.coreawareness.com/articles/the-one-muscle-that-does-not-needs-trengthening. Consultado el 13 de septiembre de 2014.

LASATER, J. H. *Cuerpo yoga. Anatomía, quinesiología y Asanas.* Berkeley, CA: Rodmell Press, 2009.

LEVINE, J. A., *et al.*. «Variaciones entre individuos en la asignación de posturas. Su posible papel en la obesidad humana». *Ciencia*, 307 (5709), 28 de enero de 2005: 584-586, www.ncbi.nlm.nih.gov/pubmed/15681386.

LA MANZANA DIARIA DE MARK. «Cómo conseguir y mantener la movilidad de la cadera», www.marksdailyapple.com/how-to-regain-and-maintain-hip-mobility/#axzz3CqFVwFfn. Consultado el 8 de septiembre de 2014.

———. «Importancia de la movilidad. Las caderas», www.marksdailyapple.com/the-importance-of-mobility-the-hips/#axzz3CqFVwFfn. Consultado el 8 de septiembre de 2014.

CLÍNICA MAYO. «Ajustes quiroprácticos», www.mayoclinic.org/tests-procedures/chiropractic-adjustment/basics/definition/prc-20013239. Consultado el 4 de septiembre de 2014.

———. «Masaje. Conoce sus muchos beneficios», www.mayoclinic.org/healthy-living/stress-management/in-depth/massage/art-20045743. Consultado el 4 de septiembre de 2014.

MEDICINENET. «Definición de propiocepción», www.medterms.com/script/main/art.asp?articlekey=6393. Consultado el 22 de septiembre de 2014.

PAEZ, C., L. KRAVITZ. «El ejercicio contra la dieta en la pérdida de peso». Universidad de Nuevo Méjico, www.unm.edu/~lkravitz/Article%20folder/exandwtloss.html. Consultado el 30 de agosto de 2014.

PENNING, L. «El músculo psoas y la estabilidad de las vértebras lumbares. Concepto que aúna las controversias que existen. Revisión e hipótesis críticas». Revista Europea de la Columna Vertebral, 9 (6): 577-585, diciembre de 2000: www.ncbi.nlm.nih.gov/pubmed/11189930.

PERRY, MARC. «Gráfica del porcentaje cuerpo-grasa ideal. ¿Cómo de delgado tienes que estar?», www.builtlean.com/2010/08/03/ideal-body-fat-percentage-chart/. Consultado el 1 de septiembre de 2014.

POPKIN, B., K. D'ANCI y I. ROSENBERG. «Agua, hidratación y salud». Análisis de nutrición, 68 (8), agosto de 2010: 439-458, www.ncbi.nlm.nih.gov/pmc/articles/PMC2908954.

RAMADAN, G., M. A. AL-KAHTANI y W. M. EL-SAYED. «Propiedades antiinflamatorias y antioxidantes de la Curcuma longa (cúrcuma) contra los rizomas del Zingiber officinale (jengibre) en la artritis provocada por adyuvantes en ratas». Inflamación, 34 (4), agosto de 2011: 291-301, www.ncbi.nlm.nih.gov/pubmed/21120596.

REGEV, G. J., et al. «El diseño arquitectónico del músculo psoas. La amplitud de la longitud sarcomérica en vivo y las propiedades extensibles pasivas apoyan su papel como un estabilizador de la columna vertebral». Columna vertebral, 36 (26), 15 de diciembre de 2011 E1666-1674, www.ncbi.nlm.nih.gov/pubmed/21415810.

ROS, E. «Beneficios sanitarios del consumo de frutos secos». Nutrientes 2 (7), julio de 2010: 652-682, www.ncbi.nlm.nih.gov/pmc/articles/PMC3257681.

RYAN, A. S. y A. S. HARDUARSINGH-PERMAUL. «Efectos de la pérdida de peso y del ejercicio sobre la composición de los músculos del tronco en mujeres mayores». Intervenciones clínicas sobre el envejecimiento, 9, 3 de marzo de 2014: 395-402, www.ncbi.nlm.nih.gov/pubmed/24623974.

STROMBERG, JOSEPH. «Cinco beneficios para la salud de los escritorios verticales». Smithsonian Magazine, www.smithsonianmag.com/science-nature/five-health-benefits-standing-desks-180950259/?no-ist. Consultado el 6 de septiembre de 2014.

TAYLOR, ERIK. «Fortalecimiento de la cadera y ejercicios de movilidad para corredores». Activo, /www.active.com/running/articles/hip-strengthening-and-mobility-exercises-for-runners. Consultado el 28 de agosto de 2014.

TUFO, ANDREA, GAUTAM J. DESAI y W. JOSHUA COX. «Síndrome del psoas. Un diagnóstivo frecuentemente equivocado». Revista de la Asociación Norteamericana de Osteopatía, 1 de agosto de 2012, www.jaoa.org/content/112/8/522.full.

VYSAKH, A. et al. «Los polifenoles aislados del aceite virgen de coco inhiben la artritis inducida por adyuvantes en las ratas por medio de su acción antioxidante y antiinflamatoria». Inmunofarmacología Internacional, 20 (1), mayo de 2014: 124-230, www.ncbi.nlm.nih.gov/pubmed/24613207?dopt=Abstract.

Índice temático

A

ACEITE DE COCINA, 34
  INFLAMACIÓN, 34
ACEITE DE COCO, 34
  INFLAMACIÓN, 36
ÁCIDOS GRASOS OMEGA-3, 42
ACTIVACIÓN DE LOS GLÚTEOS, 154
ACUPUNTURA, 31
AGUA, IMPORTANCIA DEL, 28
ALARGAMIENTO DE ESPALDA EN POSICIÓN DECÚBITO PRONO, 99
ALIMENTOS PROCESADOS, 34
  INFLAMACIÓN, 34
AMPLIACIÓN SOBRE LA PELOTA DE EJERCICIOS, 142
ATENCIÓN QUIROPRÁCTICA, 29
AUTOLIBERACIÓN MIOFASCIAL, 67
AVES, INDICADAS, 41
AZÚCAR, 34
  INFLAMACIÓN, 34

B

BALANCEO DE PIERNA, 46
BARNES, KATIE, 93
BORDEN, ASHLEY, 68

C

CADENA CINÉTICA, 15
CARNE: SOBRECOCINADA, e inflamación, 34
  indicada, 41
CELULITIS, 68
CHI-KUNG, 31
CIEN (EJERCICIO), 107
CÍRCULOS A UNA SOLA PIERNA, 101
COMPOSICIÓN CORPORAL, 36
CRANDELL, JASON, 82
CRUNCH DE LA RODILLA EN TIERRA, 49
CURL PÉLVICA, 96

D

DESHIDRATACIÓN, 28
DIETA, 38
DIETAS ANCESTRALES, 40
DIETA TÍPICA

Norteamericana (SAD), 39
Dormir, importancia de, 27

E

«Efecto goma elástica», 77
Ejercicios, 25
   flexibilidad, 43
   fuerza, 127
Ejercicios abdominales, 130
Ejercicios de flexibilidad, 43
   autoliberación miofascial, 67
   estiramientos activos, 45
   Pilates, 93
Ejercicios, importancia de los, 25
Ejercicios para el cuádriceps, 150
Ejercicios para las caderas, 145
Ejercicios para las vértebras lumbares, 139
Ejercicios para los glúteos, 154
El bromista (ejercicio), 113
El concepto «sala de máquinas», en Pilates, 93
El sacacorchos (ejercicio), 124
El Supermán (ejercicio), 140
Enrollamiento (ROLL UP), 103
Entrenamiento de la fuerza, 129
   ejercicios abdominales, 130
   las vértebras lumbares, 139
   para la cadera, 145
   para los cuádriceps, 150
   para los glúteos, 154
Ergonomía, importancia de la, 23
Especias, e inflamación, 36
Estabilidad del abdomen, definición, 135
Estiramiento arrodillado del psoas con rotación de pierna, 63
Estiramiento con la rodilla doblada, 55
Estiramiento con la rodilla doblada sobre rulo, 55
Estiramiento con las dos piernas, 112
Estiramiento con una pierna doblada, 108
Estiramiento con una pierna recta, 110
Estiramiento del cuádriceps, 60
Estiramiento del exterior del muslo, 59
Estiramiento del interior del muslo, 51
Estiramiento de los tendones de la corva, 62
   sobre banco, 57
Estiramiento del psoas caminando, 47
Estiramiento de rodillas contra pared, 65
Estiramiento estático del psoas de rodillas, 54
Estiramientos, 43, 45
   activos, 45
   estáticos, 53
   yoga, 75
Estiramientos activos, 45
Estiramientos balísticos. *Véase* Estiramientos activos
Estiramientos estáticos, 53
Extensión de la rodilla, 150

F

Fascia, 67
Fisioterapia, 30
Flexores de la cadera,
 Véase también Iliopsoas
Frutas del bosque, 35
inflamación,
 indicadas, 35
Frutas, indicadas, 40
Frutos secos, e inflamación, 35
Fuentes de proteínas,
 no cárnicas, 41

G

Giro ruso, 137
Grasa corporal, 36
 gráfica de la, 37

H

Hidratación, importancia de la, 28

I

Iliopsoas, 13
Inflamación, crónica, 33
Ingraham, Paul, 29
Integración
 estructural, 31

K

Koch, Liz, 15

L

La almeja de lado, 155
La arremetida (lunge), 50
La navaja (ejercicio), 119
La silla del capitán, 133
Las tijeras (ejercicio de
 fuerza), 132
Las tijeras (Pilates), 120
La tabla, 135
Levantamiento de brazo y pierna
 opuestos, 136
Levantamiento de peso muerto, 145
Levantamiento de pierna a cuatro
 patas con la rodilla doblada, 156
Levantamiento de pierna en posición
 decúbito supino, 98
Levantamiento de pierna recta a
 cuatro patas, 158
Levantamiento de una pierna y las
 caderas, 149
Liberación de la cadera frontal
 externa, 71
Liberación del
 cuádriceps, 73
Liberación de los músculos
 piriformes y glúteos, 70
Liberación de los tendones de
 la corva, 72
Liberación del psoas, 69
Libro del Psoas, El, 15

M

Magnesio, 42
Masaje, 29
Mecedora con piernas abiertas, 115
Músculos, 13
 ilustración, 15
Músculos agonistas, 14
Músculos antagonistas, 14
Músculos sinérgicos, 14

N

Nutrición, 33

P

Patada lateral de pie, 147
Pérdida de peso, 38
Pescado: e inflamación, 35
 indicado, 41
Pilates, 93
 ejercicios, 96
 panorama general, 93
Pilates, Joseph, 93
Postura de la cobra, 87
Postura de la
 montaña, 78
Postura de la paloma, 82
Postura del árbol, 80
Postura del barco, 83

Postura del cadáver, 77
Postura del cuervo, 88
Postura del gato-vaca, 139
Postura del puente, 85
Postura del triángulo, 86
Postura de pie del dedo gordo, 90
Potasio, 42
Prevención de lesiones, y yoga, 76
Price, Marlita, 75
Programa de fuerza y flexibilidad del psoas para la población sedentaria, 165
Programa general de flexibilidad del psoas, 163
Programa general de fortaleza del psoas, 165
Programa para la sanación de dolores, hinchazón y espasmos del psoas, 167
Programas, 163
Propiocepción, 130
Psoas,
  definición, 13
  ejercicios, 43
  evaluación, 18
  función, 14
  importancia, 15
  programas, 161
  salud, 17
Psoas mayor/menor, 13

R

Resistencia, entrenamiento de la *Véase* Entrenamiento de la fuerza
Rollover (la vuelta), 116
Rulo de gomaespuma, 67
  ejercicios con, 69

S

Savasana (Postura del muerto), 77
Semillas, e inflamación, 35
Sentadilla a una pierna con corte de madera inverso, 152
Sentadilla en V sobre silla, 130
Sentadilla estática contra pared, 153
Síndrome del Iliopsoas, 17
Síndrome del psoas, 20
Sisson, Mark, 145
Suplementos, dietéticos, 42

T

Tabla lateral, 143
Tadasana (Postura de la montaña), 78
Tejido adiposo intramuscular (IMAT), 37
Test de la flexibilidad del psoas, 18
Test de pie junto a pared, 19
Test de Thomas, modificado, 18
Tirón de cuello, 104
Torsión de columna, 122
Trabajo de oficina, y ergonomía, 24
Tratamientos alternativos, 31
Trigo, e inflamación, 34

V

Verduras, 35
  inflamación, 35
  indicadas, 40

Y

Yoga, 75

Agradecimientos

Estoy eternamente agradecida por la instrucción que recibí de la Academia Nacional de Medicina Deportiva. Su abarque tan completo sigue formando mi perspectiva sobre el movimiento, la fuerza y la buena forma funcional.

Gracias muy especialmente a Marlita Price y Katie Barnes por su contribución a las partes de Yoga y Pilates, respectivamente. Gracias al equipo editorial de Ulysses: Keith Riegert, Claire Chun y Lily Chou, quienes muy ingeniosamente produjeron toda la sesión fotográfica de fitness para este libro.

Gracias a mi hermano menor (pero, indudablemente, no pequeño) Jonathan por animarme a levantar grandes cosas. Y, por supuesto, gracias a mi esposo porque siempre se asegura de que yo tenga tiempo de ejercitarme y de escribir. No podría haberlo hecho sin ti.

Sobre la autora

Pamela Ellgen es entrenadora personal titulada por la Academia Nacional de Medicina Deportiva, así como escritora experta en temas de salud, buena forma física (*fitness*) y nutrición. Se apasiona por condensar complejas investigaciones científicas hasta que sean información utilizable por el público en general. Su trabajo se ha publicado en livestrong.com, el periódico *Huffington Post*, *Vive bien* y el *Portland Tribune*. En 2013, contribuyó al lanzamiento de la página web *WorldLifestyle* y trabajó como editora de sus áreas de salud y de *fitness*.

Cuando no está escribiendo, Pamela disfruta del surf, practica yoga, cocina platos saludables para su familia y recorre el mercado de los agricultores locales.

Índice

1.ª PARTE: PANORAMA GENERAL 9
   Introducción...11
   ¿Qué es el músculo psoas?..13
   ¿Está sano tu psoas? 17
   Mantener sano el psoas...23
   Nutrición y pérdida de peso 33
2.ª PARTE: EJERCICIOS DE FLEXIBILIDAD.....................................43
   Estiramientos activos...45
   Estiramientos estáticos..53
   Autoliberación miofascial 67
   Yoga...75
   Pilates..93
3.ª PARTE: EJERCICIOS DE FUERZA 127
   Entrenamiento de la fuerza...129
4.ª PARTE: PROGRAMAS 161
   Programas para el psoas..163
   Referencias...169
   Índice temático..173
   Agradecimientos 177
   Sobre la autora...179